ROSE in the Interventional Pulmonology

介入呼吸病学现场快速评价

名誉主编 冯 靖 王利民
主　编 金伟中

ZHEJIANG UNIVERSITY PRESS
浙江大学出版社

谨以此书献给任劳任怨、默默支持我的家人

《介入呼吸病学现场快速评价》
编委会

名誉主编

冯　靖　天津医科大学总医院

王利民　浙江大学医学院附属杭州市第一人民医院

主　编

金伟中　浙江大学医学院附属杭州市第一人民医院

编　者（排名不分先后）

叶　健　浙江大学医学院附属杭州市第一人民医院

余　超　淳安县中医院

廖江荣　贵州航天医院

王　云　贵州航天医院

孙加源　上海交通大学医学院附属胸科医院

陈军祥　上海交通大学医学院附属胸科医院

郑小芳　杭州市老年病医院

吴盛海　浙江大学医学院附属杭州市第一人民医院

徐丽慧　浙江大学医学院附属杭州市第一人民医院

陈　琼　浙江大学医学院附属杭州市第一人民医院

王　洵　无锡市第二人民医院

赵弘卿　无锡市第二人民医院

金雪娣　浙江大学医学院附属杭州市第一人民医院

王　超　浙江大学医学院附属杭州市第一人民医院

戴鲁筠　浙江大学医学院附属杭州市第一人民医院

周　燕　南京医科大学附属杭州医院

王柳盛　浙江大学医学院附属杭州市第一人民医院

序 一

医学如浩瀚星空,医者意也。欣闻该书出版,对编者所付出的的努力深表敬意。

呼吸内镜介入诊治一直是呼吸学科的重点发展方向之一。浙江大学医学院附属杭州市第一人民医院呼吸内科拥有独立的呼吸内镜中心,该中心拥有先进的型号齐全的电子支气管镜、超声支气管镜、电磁导航支气管镜、冷冻治疗仪、氩气刀治疗仪以及微波治疗仪等介入仪器设备。经过科室团队的共同努力,已开展多种介入诊治手术,目前已成为浙江省呼吸内镜联盟副主席单位、浙江省医师协会副会长单位,在省内同行中也有较高的美誉度。

肺部疾病的早期诊断,常需精准活检。但是对于小病灶,尤其是肺外周小病灶的超精准活检,仍有些问题亟待解决。经呼吸内镜的精准活检需要现场细胞学快速评价予以及时反馈,以提高活检的阳性率,并需要保障标本的质量和数量,以满足后续基因检测的需要,为标本后续处理提供依据和方向。

现场细胞学快速评价技术是该院呼吸内镜介入技术的重要组成部分。该书精选了该院及多家兄弟单位呼吸内镜中心近年来现场细胞学快速评价的经典病例,图文并茂,充分体现了该技术在提高活检阳性率、鉴别诊断及快速判断病因等方面的重要作用。

相信该书的出版将有助于推广和普及现场细胞学快速评价技术,从而推动介入呼吸病学向超精准方向发展。

亚洲肿瘤热疗学会候任主席
浙江省抗癌协会抗癌药物专委会候任主任委员
浙江省抗癌协会肿瘤放射治疗专委会主任委员
浙江大学、浙江中医药大学博士生导师

教授

序 二

　　我喜闻金伟中医师主编的《介入呼吸病学现场快速评价》一书出版。该书以呼吸系统疾病的多种细胞学表现为主线，以呼吸介入病例和CT影像、内镜及显微图片为辅助，图文并茂、生动形象地描绘了常见呼吸病的细胞学改变，对临床医生理解疾病的病理生理机制和临床表现非常有帮助。

　　呼吸疾病的早期诊断，尤其是肺癌的早诊早治，常常需要精准活检。近年来，介入呼吸病学蓬勃发展，无论是纵隔病灶还是外周病灶，活检取材的范围不断扩大。但是，肺外周小病灶的精准活检仍是一个重大挑战。另外，精准活检对病变的原因和性质的准确判断，对危重症患者的救治也具有重要意义。介入现场细胞学快速评价具有及时反馈的特点，不仅有助于精准活检，也能反映组织病理改变的重要信息，从而推断病因及免疫状态，对一些危重症患者的早期救治具有重要意义。

　　该书精选总结了介入呼吸病学现场细胞学快速评价的常见细胞学改变及经典案例，包括肿瘤、感染及非肿瘤非感染性疾病，深入浅出地描述了现场细胞学在介入呼吸病学中的应用。相信该书的出版将有助于推广和普及现场快速评价技术，从而推动介入呼吸病学向超精准方向发展。

　　金伟中医师曾是我的博士研究生，其勤奋踏实的学风给我留下了深刻印象。他主编此书，显示了其顽强刻苦的治学精神和细致敏锐的观察力，这与他多年来的自学经历和渊博的医学功底是分不开的。

　　希望这部图文并茂、浅显易懂的参考书，可成为呼吸介入医师、临床医师、病理医师及微生物学医师的重要参考资料，更好地实现我提倡的"智惠众生"的愿景。

中国肺癌防治联盟主席

上海市呼吸病研究所所长

复旦大学附属中山医院

白春学教授

前　言

现场快速评价技术为介入呼吸病学提供即时的信息支持。肺部疾病的早期诊断,尤其是外周小病灶的超精准活检离不开现场快速评价的支持。

我院呼吸内镜中心拥有型号齐全的电子支气管镜、超声支气管镜、电磁导航支气管镜等多种介入诊疗仪器设备。近年来,我院呼吸内镜中心努力向"超精准"方向发展,热切需求现场快速评价提供反馈信息。临床实践的需求是推动新技术发展的强大动力。

岁月不居,时节如流。我院开展介入呼吸病学现场快速评价已经4年,积累了一些具有代表性的案例,在同道们的期盼和鼓励下,斗胆掏出来晒晒,以飨后来者。

本书以呼吸系统肿瘤、感染及其他疾病常见的各种细胞学变化为主线,精选总结了本院及多家兄弟单位呼吸内镜中心现场细胞学快速评价的经典病例,以图文并茂的形式、通俗易懂的语言细致地解读了上述疾病患者细胞世界的变化。

本书是呼吸介入现场细胞学评价的入门读物,适合初学者、呼吸介入医师和呼吸临床医师参考,希望读者能从中获益。笔者才疏学浅,难免有疏漏,甚至谬误之处,恳请读者斧正,特附微信二维码,以便学术交流。

最后,衷心感谢"浙江省临床肿瘤药理与毒理学研究重点实验室"对本书出版的大力支持。

编　者

2020 年 12 月 1 日

目录

上篇 介入呼吸病学现场快速评价总论

第一章 绪 论 /3

第一节 ROSE的技术背景 /3

第二节 ROSE的理论基础 /3

第三节 ROSE的作用 /4

第二章 ROSE操作技术 /6

第一节 制片方法 /6

第二节 染色方法 /8

第三节 显微镜的使用常识与观察技巧 /11

第三章 呼吸介入标本涂片常见的细胞 /13

第一节 呼吸系统组织学 /13

第二节 ROSE中的常见细胞 /15

第三节 细胞反应性改变 /33

第四节 TBNA细胞学标本的判读 /37

下篇 介入呼吸病学现场快速评价病例实战

第四章 肿瘤性疾病标本的现场细胞学快速评价 /49

第一节 肺鳞癌的细胞学表现 /49

第二节 肺腺癌的细胞学表现 /64

第三节　小细胞肺癌的细胞学形态　/87

第四节　淋巴瘤的细胞学表现　/93

第五节　恶性间皮瘤的细胞学表现　/102

第六节　肺动脉肉瘤的细胞学表现　/106

第七节　神经内分泌系统肿瘤的细胞学表现　/108

第八节　淋巴上皮样癌的细胞学表现　/116

第九节　肺转移性肿瘤的细胞学表现　/119

第十节　肺良性肿瘤的细胞学表现　/130

第十一节　肿瘤性疾病的细胞学判读　/135

第五章　呼吸系统感染性疾病标本的现场细胞学快速评价　/139

第一节　常见细菌感染的细胞学表现　/140

第二节　结核病的细胞学表现　/146

第三节　奴卡菌感染的细胞学表现　/170

第四节　放线菌感染的细胞学表现　/174

第五节　肺孢子菌感染的细胞学表现　/175

第六节　支原体肺炎的细胞学表现　/175

第七节　病毒性肺炎的细胞学表现　/177

第八节　真菌感染的细胞学表现　/179

第九节　群兔傍地走,何以辨雌雄　/206

第六章　其他疾病的现场细胞学快速评价　/208

第一节　结缔组织病相关的间质性肺病　/208

第二节　过敏性肺炎的细胞学表现　/225

第三节　放射性肺炎的细胞学表现　/229

第四节　化学性肺炎的细胞学表现　/232

第五节　特发性间质性肺炎　/235

第六节　肺尘埃沉着病(尘肺)的细胞学表现　/241

第七节　淀粉样变性的细胞学表现　/245

第八节　免疫治疗相关肺损伤的细胞学表现　/250

第九节　结节病的细胞学表现　/251

第十节　肺泡蛋白沉积症的细胞学表现　/255

第十一节　慢性非特异性炎症的细胞学表现　/257

第十二节　ROSE在非肿瘤非感染性疾病中的应用价值　/259

缩略词表　/261

附　录　/262

参考文献　/264

后　记　/267

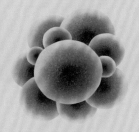

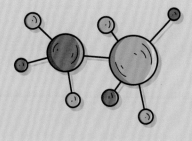

上　篇

介入呼吸病学现场快速评价总论

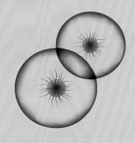

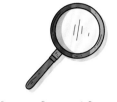

第一章 绪 论
——介入呼吸病学现场快速评价是介入呼吸病学之眼

第一节 ROSE 的技术背景

呼吸疾病是当前医学界面临的严峻挑战。精准诊疗是医患的渴求。实现精准诊疗的前提是准确获取病变标本,而经呼吸内镜和经皮肺穿刺活检是获取呼吸系统病变标本的重要手段。

根据入路不同,呼吸内镜可分为气管镜、胸腔镜、纵隔镜。经皮肺穿刺通常是在在CT引导下或超声引导下经胸壁直接穿刺活检。

呼吸病灶可分布于从气管到外周肺组织、从气管到纵隔、从肺到胸膜的广泛区域。其中,有些难以企及的部位或微小病灶的活检甚是困难。这一问题倒逼工业界革新,使得超细镜、荧光镜、球形探头呼吸道内超声(convex probe endobronchial ultrasound,CP-EBUS)、径向探头支气管内超声(radial probe endobronchial ultrasound,RP-EBUS)、磁导航辅助定位系统、C臂机透视辅助、实时动态CT等新装备涌现。

但是,无论采取何种活检取材方式,介入医师都不能现场确定是否已经精准活检到核心病灶,更不知晓活检取材的标本是否足以得出诊断或标本的数量是否足够用于后续检测。滞后的病理报告导致部分患者被迫再次进行活检,甚至多次进行活检。为解决这个问题,现场快速评价(rapid on-site evaluation, ROSE)技术应运而生。

第二节 ROSE 的理论基础

当致病因子侵袭人体,组织细胞会遭受直接损害,导致细胞变性坏死,免疫细胞闻声而动,快速奔赴损伤处,释放炎症因子,攻击或包围限制致病因子,清理受损组织

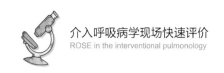

细胞。有时,过度的免疫反应会伤及无辜。不同的致病因子不同程度地伤害不同的细胞,导致不同的免疫反应,造成不同的后果。理论上,根据病灶处的细胞损害及免疫反应的特点可以倒推相关的致病因子。

ROSE使用穿刺、钳夹、刷检等方法采样,通过直接涂片或者组织印片制作细胞学标本,应用快速染色,现场观察细胞类别、形态、细胞损害与细胞免疫反应特点、是否有外源异物等信息,可现场快速评判活检取材满意度并判断大致的诊断方向,以此反馈和指导活检取材,提高活检成功率,并据此推测可能的病因及评估病理状态或调整治疗方案。介入呼吸病学现场快速评价就像是介入呼吸病学的眼睛,让介入操作者现场看穿活检标本的性质,让临床医师快速探查病变状态。

ROSE的灵魂是快速,ROSE的使命是提高活检成功率,并协助早期诊治。

第三节　ROSE的作用

ROSE的作用是反馈标本信息,指导活检(为组织病理检测、微生物培养、基因测序等确认合格的标本或判断标本量是否足够),提高活检成功率,有效减少不必要的活检操作,避免相关并发症。ROSE是一种快速质量控制手段。

采用恰当的染色方法,可直接检见某些细菌、真菌等,为快速确定病原微生物提供形态学依据。

通过ROSE可读取背景细胞信息,并快速初步判断病因,从而辅助鉴别诊断,为进一步诊查提供方向。后续,根据ROSE的结果,将标本送病理检查或送微生物室,选用适当的培养方法,进行PCR、特殊检测或耐药试验。当发现疑似淋巴病变时,可采用流式检测以判断淋巴结炎、淋巴结反应或某些淋巴瘤。

对于部分病例,标本经ROSE判断后可立即行经验性治疗,从而避免因长时间等待实验室报告而耽误治疗。基于ROSE判断,可立即对有些病例行局部治疗,诊治一次完成,避免再次麻醉手术。

经常有人将ROSE等同于快速病理诊断。实际上,两者有许多不同。病理诊断的目标是明确诊断、精确诊断。ROSE着眼于细胞学背景,结合其他临床信息,协助鉴别诊断,为介入操作现场反馈信息,提高活检成功率,并为后续选择实验室检查项目提供细胞学背景信息,提高实验室诊断阳性率。

ROSE是战地侦察兵,必要迅捷、果敢、谨慎,应在介入操作过程中做出判断,并随着医师阅片数量的增多而不断修正判断。

简言之,ROSE的作用:有时下诊断,常常去鉴别,总是有帮助。

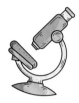

第二章　ROSE 操作技术

ROSE操作由制片、染色、观察三部分构成。

第一节　制片方法

标本的处理是一个挑战。细胞标本处理的目标是制备理想的涂片。理想的涂片应该是单层的、固定良好的、染色佳的、视觉效果好的。理想的涂片应该可以评估组织碎片的结构,显示胞核与胞浆特征,使阅片者可以鉴别良恶性细胞,辅助判断肿瘤的类型。

呼吸介入室有许多不同类型的标本,包括毛刷涂片、钳类、冷冻、针吸、灌洗液等标本。这些标本都有不同的特点,需要给予相应的预处理。

可供选择的制片技术有许多。可根据标本的物理性状,灵活选用涂片方法,以取得最佳的观察效果。处理良好的细胞标本,有助于细胞病理医师清晰地观察标本细节,并得出正确的细胞学评价结果。

固定不好的涂片,可导致细胞肿胀、苍白,胞核细节不清,从而无法评估细胞病理学改变。制备不良的标本,会导致细胞学阅片十分困难。只有认真制片,才能得到高质量的细胞学标本。没有任何捷径可走。

制片过程,必须遵循一些基本要求:①用于标本处理的每个标本容器、试管及玻片均应标记患者的身份信息及编号;②每张玻片应标明序号或采集位置符号,以便后期追溯;③细胞标本处理要在生物安全柜内遵循通用技术要求进行。

ROSE制片技术包括预处理、涂片和固定。所有标本要求在采集现场快速制片。

一、标本的预处理与涂片

1. 固体标本

毛刷标本需以纵向滚移或同心圆式滚涂于玻片。

钳夹或穿刺切割标本,需以 7 号注射器针头的针尖将组织标本抵于玻片,以同心圆式涂片。

冷冻活检标本体积较大,且标本表面经水化冻融,直接涂片的质量较差,建议先用干燥干净的纱布或纸巾吸干标本表面的液体,再用锋利的刀片切割,取切割面印片或涂片。

2. 液体标本

CP-EBUS针吸标本,需先用穿刺针的针芯推出,再接20mL空针筒,快速推注空气,喷出大部分标本于细胞保存液中,然后将穿刺针头移至玻片,推注空气,将残留于穿刺针管内的微量液体标本喷出。以注射器针头的轴体水平方向推滚液滴。如果标本是黏稠的液滴,也可以另取一块玻片,两块玻片水平叠加放置,将标本轻轻压平再水平拉开。推片过程力求同一方向一次性完成,避免来回挤压。

灌洗液标本,需快速离心,弃上清,吸取适量标本滴于玻片,以另一玻片压平后再拉开。涂片忌原地碾压复涂。涂片后立即空气干燥固定或者使用含乙醇的液体固定。

二、固 定

固定是一套细胞处理技术。该技术能防止细胞自溶(自我消化),或被细菌、真菌降解。固定后的细胞能被永久保存,并维持固定时的状态,包括细胞的形态和结构,细胞内容物被固定于原位。这为后续染色剂通透细胞膜及细胞着色提供了物质基础。

涂片或细胞喷片可以采用空气干燥固定、浸泡于95%乙醇溶液固定或喷雾固定。不同的染色方法所要求的固定方法不同,所以固定方法的选择取决于后续采用何种染色方法。

空气干燥固定适用于 Diff-Quick 染色。标本涂片后置于通风处可加快干燥,一旦干燥即浸没于 Diff-Quick 染液的 A 液中。采用空气干燥固定方法固定,细胞可较好黏附于玻片,在固定后染色过程中细胞脱落少。ROSE 推荐采用此法。

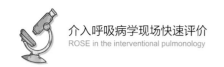
采用湿法固定时,涂片必须被极快速地浸泡于固定剂中。即使是轻微的空气干燥也会影响细胞Papanicolaou染色效果,不利于涂片细胞学观察。涂片以湿法固定,会有许多细胞脱落。如果标本已经空气干燥可再次水化后采用湿法固定再行Papanicolaou染色。含聚乙二醇的喷雾固定剂附着于细胞上可阻止干燥发生。在染色前,将玻片浸于乙醇溶液中,可以去除这层聚乙二醇。涂片以喷雾固定法固定,脱落的细胞最少。

为防止细胞脱落,可采用多种方法促使细胞黏附于玻片。可用清蛋白或赖氨酸预包被玻片以增加黏附性。呼吸道标本中的黏液会促进黏附,减少细胞在固定或染色时的脱落。笔者通常使用普通的平滑玻片,采用空气干燥固定的标本很少脱落,玻片一端磨砂,可用于标记身份信息。

涂片与固定是制片的首个步骤,也是决定标本质量的基础。制片常见现象有标本未及时固定、标本未干燥时固定、涂片太厚(图2-1-1)。

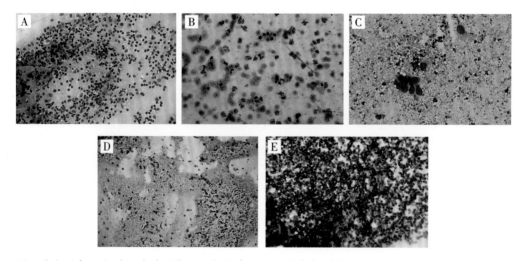

图A:优良图片。图B和C:标本固定不及时,涂片干涸,细胞皱缩、破裂。图D:标本尚未干燥,过早固定或涂片过程中涉水,造成细胞破碎,干涸后,外溢的胞浆与残存的细胞呈岛状分布。这类情况多见于支气管肺泡灌洗术后未吸净灌洗液,或玻片上有液体污染。图E:涂片太厚,细胞叠加,不利于观察。

图2-1-1 制片常见现象

第二节　染色方法

目前,已有多种染色剂可供选择。实际应用时,可根据染色剂的特点、观察目标及使用者的习惯灵活选择。ROSE的常规染色方法首推Diff-Quick染色。快速的特殊染色方法有抗酸荧光染色及真菌荧光染色。常用的染色方法见表2-1-1。

表2-1-1　常用的染色方法

染色方法	Diff-Quick	May-Grüunwald Giemsa	Wright-Giemsa	Papanicolaou	HE
涂片法	空气干燥	空气干燥	空气干燥	湿法固定	湿法固定
固定剂	无	无	无	酒精	酒精
染色步骤	3	5	3	15	10
所需时间	15～20秒	15秒	45秒	3～5分钟	3分钟
操作便捷程度	最便捷	较便捷	一般	繁杂	较繁杂
助手	不需要	不需要	不需要	通常需要	通常需要
染色特点	显色良好	细胞浆及背景显示较佳	细胞浆及背景显示较佳	细胞核细节显色佳	细胞核显色佳
费用	较贵	较贵	价廉	贵	较贵

一、Diff-Quick 染色方法

Diff-Quick 染液是 ROSE 常规染色最常用的、最快捷的染色剂。

Diff-Quick 染液套装包含 A、B 两瓶染液，A 液主要含曙红、甲醇，B 液主要成分是亚甲蓝。

Diff-Quick 染色方法为，将细胞玻片空气干燥后浸于 A 液 5～10 秒，取出，磷酸缓冲盐溶液涮洗，纸巾吸干，浸入 B 液 5～10 秒，取出，磷酸缓冲盐溶液涮洗，吸干。完毕。

Diff-Quick 染色不良的原因包括染色时间过长或过短。

1. A 液染色过浅（图2-2-1）

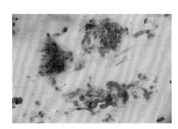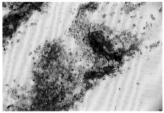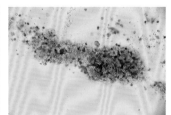

图2-2-1　A液染色过浅

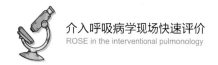
2. 染色过浅,可复染(图2-2-2)

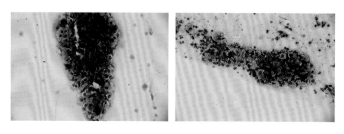

图2-2-2　复染后的涂片

3. B液染色过浅或过深(图2-2-3)

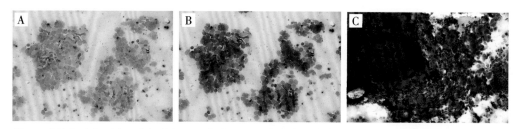

图A:B液染色过浅。图B:染色过浅,可以复染。图C:染色过深,染色过深可用无水酒精脱色。

图2-2-3　B液染色过浅或过深

二、真菌快速荧光染色

在干燥的新鲜细胞标本上滴加1滴染液,用盖玻片平推染液,使之完全覆盖标本。随即置于荧光显微镜下,紫外光激发,镜下见蓝色荧光为染色阳性。真菌快速荧光染色较Diff-Quick法染色更快,敏感性更强,判读更加便捷。

三、抗酸杆菌荧光染色法

(1)抗酸杆菌荧光染色法需要A液(含荧光素)、B液(含盐酸、乙醇)和C液(含复染剂)3瓶染液。

(2)抗酸杆菌荧光染色法操作程序如下。

①取标本放置在载玻片上,滴加1滴A液,使液体完全覆盖标本,染色15分钟。

②用清水冲洗标本,将A液冲洗干净,再滴加1滴B液,使液体完全覆盖标本,持续1分钟。

③用清水冲洗标本,将B液冲洗干净,再滴加1滴C液,使液体完全覆盖标本,持续1分钟。

④用清水冲洗标本,盖上盖玻片,置于荧光显微镜下观察。

⑤在B波段下观察标本中是否有抗酸分枝杆菌。

在实践中,常规先行Diff-Quick染色。当常规染色提示有真菌感染的可能时,可采用真菌快速荧光染色;当常规染色提示有分枝杆菌感染的可能时,可选用抗酸杆菌荧光染色。随着特殊染色技术的发展,针对军团菌、支原体等微生物的快速染色技术可能普及应用。基于ROSE的初步判断,可以精选或优选后续的实验室检测项目,有助于快速、精准诊断。

第三节　显微镜的使用常识与观察技巧

显微镜是精密光学仪器,正确使用、维护和保养才能避免故障,延长使用寿命(图2-3-1-A)。使用前应先仔细学习说明书。

保存时应水平放置于稳定平台,环境要求阴凉干燥、防尘、防潮、防阳光直射、防碰撞,避免频繁移动。搬动时必须正确把持,水平移动,切忌在桌面上拖移。所有光学元件,尤其是目镜和物镜镜头,切忌触碰。手指油污较难清除。上镜前,确保玻片干燥干净。上玻片前,物镜镜头预先调节至低倍镜头,防损镜头。镜头一旦出现机械损伤,将是难以修复的。调节时,务必先调低倍镜后调高倍镜,严防镜头触碰玻片。使用过程中,避免频繁开关电源。暂时不用时,应调节光量至最小。结束工作关机前,应取下玻片,调节光量至最小,再关闭电源,拔下电源插头或关闭电源插座。最后,务必盖好防尘罩。

关于显微镜的放大倍数,通常,目镜放大10倍(10×),物镜则有多种选择。ROSE常用的有10×、40×物镜和100×非油干物镜(图2-3-1-B)。最终的放大倍数是目镜放大倍数与物镜放大倍数的乘积。

阅片时,先在低倍镜下快速巡片,遵循波浪式路线,从左至右、从下至上,或反其道亦可(图2-3-1-C)。整个标本范围均应巡视到位,避免遗漏。巡视过程中发现可疑区域时,将目标区域调到视野中心,再转用较高倍物镜,微调焦距直至视野清晰。使用电荷耦合元件(charge-coupled device,CCD)或数码相机配合图像采集系统,记录并保存镜下所见。

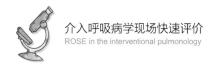

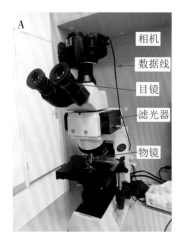

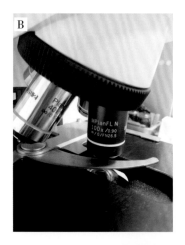

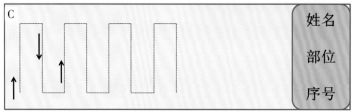

图A:显微镜的主要部件,除常规光学部件外,还应配置滤光器,用于荧光染片观察。图B:观察细胞微细结构或某些微生物,可选用100×非油干物镜,此物镜可将目标放大100倍,最终将目标放大1000倍,不需要滴油,不同镜头之间切换非常方便。图C:巡视玻片应在低倍镜头下按一定的路线进行,以免遗漏。

图2-3-1　光学显微镜及巡片路线

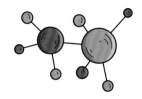

第三章　呼吸介入标本涂片常见的细胞

第一节　呼吸系统组织学

气管的组织结构由浅至深分别为黏膜上皮、黏膜下结缔组织层、平滑肌、软骨、气管外膜。从近端气管至远端终末细支气管,呼吸道黏膜上皮从假复层纤毛柱状上皮、单层纤毛柱状上皮,逐渐移行为单层纤毛立方上皮、立方上皮,直至肺泡的单层扁平上皮细胞。气管近端平滑肌层较薄,有粗大的C形软骨,近端至远端平滑肌层渐厚,软骨渐小,终末细支气管已无软骨,而平滑肌层最厚(图3-1-1)。

支气管树		结构	分级	细胞
		喉	/	纤毛、杯状与基底储备细胞
导气部		气管	0	纤毛细胞 杯状细胞 基底储备细胞 浆液腺细胞 粘液腺细胞
		主支气管	1	
		次级支气管	2	纤毛细胞 杯状细胞 基底储备细胞 浆液腺细胞
		三级支气管	3	
		小支气管	4	
		细支气管	5	
		终末细支气管	6~16	纤毛、Clara与基底储备细胞
呼吸部		呼吸性细支气管	17~19	纤毛细胞 Clara细胞 基底储备细胞 肺泡上皮细胞
		肺泡	23	肺泡上皮细胞

支气管到肺泡约有24级分支:纤毛细胞分布在0~19级,肺泡管和肺泡囊无纤毛分布。

图3-1-1　下呼吸道组织细胞分布图

13

一、气管、支气管的组织学

气管、支气管内表面假复层纤毛柱状上皮,散在杯状细胞,数量约为纤毛上皮细胞的1/7~1/6。上皮细胞呈高柱状,从基底部直达气管管腔。上皮细胞的管腔面宽且厚,称为"终板",终板上附着纤毛。胞浆淡染。胞核呈圆形或卵圆形,处于胞体的不同高度,貌似复层,所以被称为"假复层"。核质呈细颗粒状,有1~2个核仁。

杯状细胞无纤毛,胞体饱满,胞浆丰富,内含淡粉红色黏液。核位于基底部。基底储备细胞紧邻基底膜。这些小的未分化成熟的细胞是纤毛柱状上皮和杯状细胞的前体。

嗜铬细胞和神经内分泌细胞也存在于黏膜层,但Diff-Quick、Papanicolacu及HE染色难以辨认。

上皮细胞的下层是基底膜。基底膜含胶原、弹力纤维及血管,基底膜连接上皮与软骨。平滑肌层环绕结缔组织层。在软骨与平滑肌之间有黏膜下层,内含浆液腺。黏膜下结缔组织内有淋巴组织,被称为支气管相关淋巴样组织(bronchus associated lymphoid tissue,BALT)。这些黏膜下淋巴组织连同脏层胸膜的淋巴管都将淋巴液引流到肺门淋巴结。

二、细支气管的组织学

与支气管不同,细支气管有如下组织学特点:①无软骨;②固有层被平滑肌层取代;③黏膜上皮细胞是单层、呈低柱状或方形的纤毛细胞;④杯状细胞逐渐减少,直到消失;⑤黏膜下腺体消失。

终末细支气管覆盖无纤毛的立方细胞,称为"Clara细胞",它们是小气管的储备替补细胞。终末细支气管来源的细胞涂片常见无毛有浆细胞,所包括的细胞类型主要是Clara细胞(占80%以上)、多种类型细支气管上皮细胞(如远端气管基底细胞),另有小血管基底(膜)细胞(与气管基底细胞难以鉴别)、小血管肌上皮细胞等,还有细支气管神经内分泌细胞(极少)以及其他难以分类的远端无毛有浆的气管与肺固有细胞,所有无法在常规染色中鉴别的细胞,统称为"F细胞"。

三、肺泡的组织学

肺泡表面覆盖由Ⅰ型和Ⅱ型肺泡上皮细胞构成的单细胞层。Ⅰ型肺泡上皮细胞大、扁、平,直径达50μm。Ⅰ型肺泡上皮细胞虽然数量较Ⅱ型上皮细胞少,但是占据大部分肺泡表面积。Ⅱ型上皮细胞小到中等大小,边界清,有圆或卵圆形核,核膜薄,染色质呈细颗粒状,核仁微小,胞浆素淡,中等量。Ⅱ型肺泡上皮细胞可分泌表面活性物质,是Ⅰ型上皮细胞的前体。

四、胸膜的组织学

胸膜分为壁层胸膜和脏层胸膜,分别覆于胸腔内壁及肺与纵膈表面。胸膜由间皮细胞、基底膜、间皮下层构成。

间皮表面覆有单层扁平鳞片状细胞,直径为12～40μm。间皮细胞黏附于基底膜。间皮下层的胶原和弹力纤维有血管和淋巴管分布。

第二节　ROSE中的常见细胞

根据活检路径和活检方式不同,介入呼吸病学的标本来源主要分为经气管取材、超声或CT引导下经皮肺穿刺活检。经气管取材又分为:①大气管可直视病灶:直接钳取或刷检;②外周病灶:RP-EBUS引导下经支气管活检(transbronchial lung biopsy,TBLB)或CT引导下经皮肺穿刺活检;③纵隔病灶:CP-EBUS引导下经呼吸道针吸活检(transbronchial needle aspiration,TBNA)。不同入路、方式及部位所取得的标本,其细胞组成各有其特点。常见细胞来源于呼吸道、血液系统、胸膜间皮与间质。有时也可见黏液等非细胞成分。

一、来源于呼吸道的常见细胞

1. 鳞状细胞

成熟的鳞状细胞来源于口咽部和上呼吸道的多层鳞状上皮,可偶见于被污染的下呼吸道标本。长期处于炎症环境的下呼吸道柱状上皮细胞可发生鳞状化生(图3-2-1)。典型的鳞状细胞形态较大,呈多边形,有明显的细胞边界和丰富的浅蓝或嗜酸胞浆。这种中型细胞有一个小的中央核,核质呈线样,没有核仁。浅表的鳞状细胞有固缩核,胞浆角化,有时可见鳞珠。如果鳞状化生的上皮继续受炎症刺激可能发生恶变。柱状细胞—鳞状化生—鳞癌是一条延绵的渐进之路。因此,当ROSE发现较多鳞状化生细胞时,应仔细寻找辨认是否有鳞癌细胞。鉴别的核心在于细胞核。鳞状化生

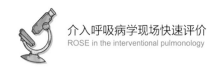
的上皮细胞,细胞核形态正常、染色温和;而鳞癌的细胞核,核大、深染,形态不规则。

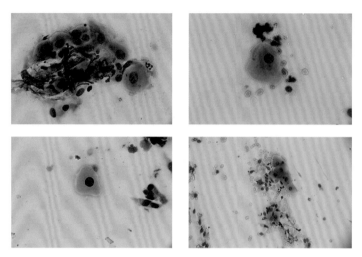

图3-2-1 鳞状细胞

2. 正常的下呼吸道上皮细胞

气管、支气管表面的呼吸道上皮细胞是纤毛柱状细胞(图3-2-2),在痰中偶可见到,在支气管刷检、钳夹、灌洗及肺泡灌洗液中常见,在TBNA标本中也可见到,但在经胸针吸活检外周病灶标本中难得一见。

纤毛柱状上皮孤立存在或存在于组织碎片中。孤立存在的柱状细胞呈高柱状,其狭窄的基底部位有胞核,朝向气腔的一端较宽,在其顶端有一条带状的致密结构,称为终板。在终板上附有纤毛丛(图3-2-2-A和图3-2-2-B)。位于基底的胞核呈圆形或卵圆形,核膜平滑且薄,染色质颗粒细腻、分布均匀,核仁微小。纤毛柱状细胞的胞浆苍白,多集中于管腔面。

随着气管逐级分支,纤毛上皮细胞不断矮化,纤毛不断减少,至终末细支气管覆盖无纤毛的立方细胞(图3-2-2-C~图3-2-2-G)。在远段细支气管或终末细支气管,黏膜上皮细胞无毛少浆,即F细胞。

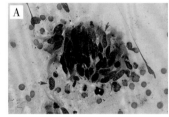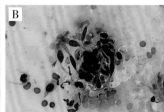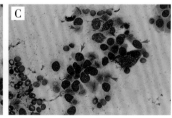

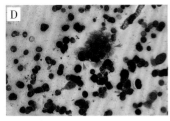
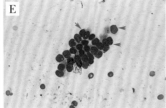
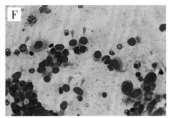

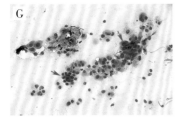

图A:假复层纤毛柱状上皮细胞。图B:长毛柱状上皮细胞。图C:短毛柱状上皮细胞。图D:矮毛柱状上皮细胞。图E:矮毛立方上皮细胞。图F、图G:无毛上皮细胞。红色箭头示上皮细胞,绿色箭头示基底储备细胞,蓝色箭头示纤毛上皮细胞的终板。

图3-2-2 不同形态的上皮细胞

3. 基底储备细胞

基底储备细胞只见于毛刷、冲洗、灌洗、**TBNA**标本,不出现在痰标本中。

基底储备细胞位于基底,不会自然脱落。基底储备细胞体积小,胞核直径与红细胞类似,呈锥形或方形,自深层向表层,核浆比逐渐减小,胞浆逐渐增多,胞浆嗜氰,但整体核浆比偏大,细胞间形成结构成组成片出现,为多能干细胞,分化补充其他各类上皮细胞。基底储备细胞见于呼吸道上皮组织碎片的基底,基底储备细胞常成团出现(图3-2-3-A),细胞形态较小且规则,呈小圆形,胞浆少,胞核致密,染色深,核质深染,占据细胞大部分空间,易与淋巴细胞、小细胞肿瘤混淆。在炎症环境中,储备细胞核可变大深染(图3-2-3-B～图3-2-3-D)。有助于鉴别的信息:①基底储备细胞常聚集成团;②基底储备细胞核浆比大,通常无核相嵌现象,形态规整,常紧邻纤毛柱状上皮;③在全片范围内,基底储备细胞与纤毛上皮细胞的数量比例相对较小。

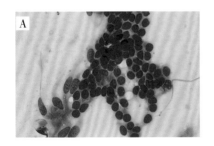
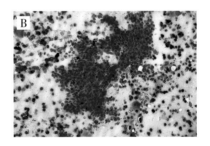

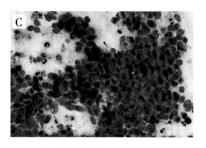
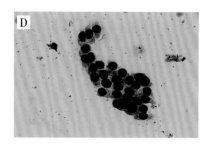

图A:稳态的基底储备细胞;图B、图C和图D:炎症反应改变的基底储备细胞。

图3-2-3 基底储备细胞

4. 杯状细胞

产生黏液的杯状细胞是高的、柱状的、无纤毛的,管腔端宽阔,基底狭窄、含有胞核,胞核的形态与纤毛柱状细胞核相似。游离的杯状细胞含丰富的泡沫样或液泡样胞浆,核上方的细胞膨大,形成桶形外观,形似高脚杯。在呼吸道上皮组织碎片中散布的杯状细胞呈微腺泡样,貌似空洞(图3-2-4)。

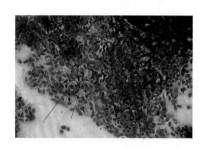
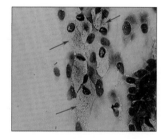

图3-2-4 杯状细胞

5. Clara细胞和神经内分泌细胞

常规染色并不能识别Clara细胞和神经内分泌细胞。Diff-Quick染色可偶见Clara细胞。Clara细胞管腔面胞浆常见出芽,且比立方纤毛细胞更高,胞浆内富含内质网、线粒体和显著的高尔基体,并含有较大的分泌颗粒(图3-2-5)。Clara细胞核直径约为红细胞直径的1.2~1.5倍;部分处于病理状态的Clara细胞核直径变大,但总体核浆比和形态学仍提示为非恶性细胞;核染色质细腻,总体浅染,部分处理病理状态下的Clara细胞核染色加深,染色质略粗大;细胞膜菲薄,不完整甚至不可见,有确切胞浆,但不多,呈灰蓝色或灰色。其重要特点是细胞核位于无细胞膜的胞浆正中,细胞无极性;亦有无胞浆者,此时须与激活淋巴细胞相鉴别。神经内分泌细胞少见,呈柱状或方形,胞浆丰富,嗜银,整体核浆比小,超微结构上胞浆中可见粗大的神经内分泌颗粒。

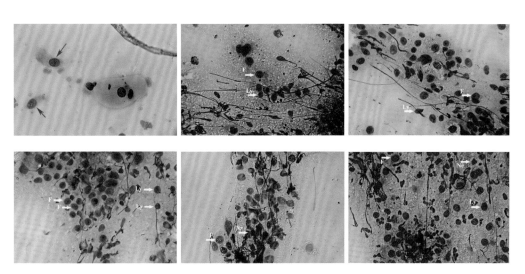

红色箭头示 Clara 细胞,蓝色箭头示纤毛柱状上皮细胞,绿色箭头示鳞状化生的上皮细胞。图片中字母 F 指 F 细胞,是气管远端无毛有浆的细胞的总称,大部分是 Clara 细胞。Ne 指中性粒细胞。Ly 指淋巴细胞。

图 3-2-5　Clara 细胞

(有黄色字符及箭头的图片由天津医科大学总医院冯靖教授提供)

6. 肺泡表面细胞

肺泡表面细胞有两种。Ⅰ型肺泡上皮细胞极少见,仅在大量肺组织遭破坏时可见,其核扁呈椭圆形,细胞膜很薄。Ⅱ型肺泡上皮细胞有时可见于经气管和经皮针吸活检标本。生理状态下的痰液或经气管镜获取的标本中并无肺泡表面细胞。在肺间质的细针吸活检标本中,Ⅱ型肺泡上皮细胞呈二维组织碎片,无焦深,细胞排列成单行,覆于肺泡表面(图 3-2-6)。Ⅱ型肺泡上皮细胞呈方形,直径约 $15\mu m$,核较大,位于基底,核仁显著,胞浆丰富,内质网、高尔基体发达。游离的Ⅱ型肺泡上皮细胞与肺泡组织细胞相似,常难以区分。Ⅱ型肺泡上皮细胞核浆比较小,核呈圆形或类圆形,胞质染色较肺泡巨噬细胞和肺泡组织细胞深,胞质中可见空泡,但无吞噬物质。

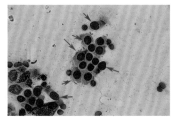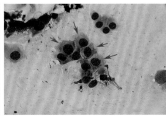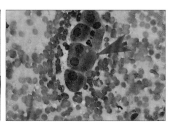

蓝色箭头示纤毛上皮细胞,红色箭头示Ⅱ型肺泡上皮细胞。

图 3-2-6　Ⅱ型肺泡上皮细胞

(其中红色大箭头所在的图片由天津医科大学总医院冯靖教授提供)

7. 腺上皮细胞

腺上皮细胞常片状排列,胞浆丰富、空泡、淡染,嗜中性,核浆比较小,胞核嗜酸,多偏心(图3-2-7)。

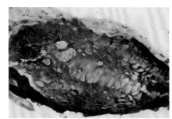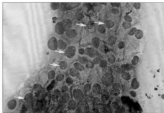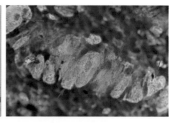

箭头所示均为腺上皮细胞。

图3-2-7 腺上皮细胞

(其中黄箭头所在的图片由天津医科大学总医院冯靖教授提供)

8. 肺泡巨噬细胞

肺泡巨噬细胞(图3-2-8)起源于肺泡腔内和骨髓。一般认为,巨噬细胞由单核细胞分化而来,广泛分布于间质,在细支气管以下气管和肺泡隔内较多;部分游走至肺泡的巨噬细胞,称肺泡巨噬细胞。肺泡巨噬细胞直径为9~40μm,大小不一,通常含一个核,有时含多个核,核呈圆形、卵圆形或肾形,细颗粒状,核膜明显,核质均匀分布,核仁小。有时,核含显著的巨仁,但并无意义。肺泡巨噬细胞有多变的、通常丰富的淡染胞浆,可染成嗜氰、嗜酸或双嗜性的。肺泡巨噬细胞的特征是胞浆含有碳颗粒。碳颗粒大小、质地不一,从粉尘细颗粒至大的深棕色或黑色颗粒,充填整个细胞。形成早期的肺巨噬细胞相对较小,胞浆和被吞噬物也较少。肺泡巨噬细胞常被称为尘细胞,是评判痰标本质量的前提条件。

除了吞噬粉尘颗粒(图3-2-8-A、图3-2-8-B),肺泡巨噬细胞可吞噬其他外源物质,基于外源物质的不同而被赋予不同的名称。当肺泡内有微量或显著出血时,肺泡巨噬细胞可吞噬红细胞产生的含铁血黄素(图3-2-8-C、图3-2-8-D),形成含有暗金棕色含铁血黄素的巨噬细胞,因为这些细胞大量出现于充血性心衰患者的肺泡腔内,所以被称为"心衰细胞",也被称为"含铁巨噬细胞"。"心衰细胞"组织细胞内铁的出现产生了强普鲁士蓝反应。含铁巨噬细胞也出现于铁尘吸入(图6-6-3)、肺含铁血黄素沉着症或肺出血肾炎综合征患者中。在感染性疾病发病过程中,巨噬细胞可吞噬病原微生物(图3-2-9)。

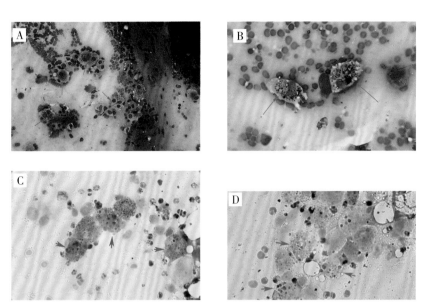

图3-2-8 胞浆含被吞噬颗粒的巨噬细胞

（其中图C和图D由贵州航天医院廖江荣主任、王云医师提供）

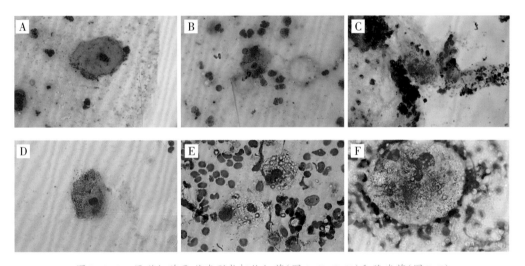

图3-2-9 巨噬细胞吞噬球形或杆状细菌（图A、B、C、D）和隐球菌（图E、F）

脂质巨噬细胞是一类含内源性或外源性脂质的巨噬细胞，常见于脂质肺炎患者的肺标本。黏液巨噬细胞含有大量黏液，可见于腺癌或杯状细胞增生（图3-2-10）。黑色素巨噬细胞是含黑色素的巨噬细胞，见于恶性黑色素瘤肺转移的患者。

多核巨噬细胞内含3个或3个以上形态一致

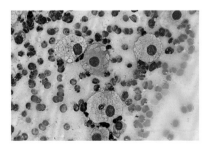

图3-2-10 黏液巨噬细胞

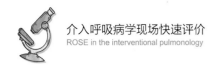
的核,体积较单核巨噬细胞大(图3-2-11)。多核巨噬细胞来源于单核巨噬细胞或Ⅱ型肺泡上皮细胞,可见于结核、隐球菌等慢性感染及慢性嗜酸性粒细胞肺炎、巨噬细胞肺炎等。其产生的机制可能是慢性炎症环境致使巨噬细胞不堪重负,释放趋化因子,吸引周围的巨噬细胞聚集,在辅助T细胞4(helper T cell 4,Th4)释放的白介素-4、白介素-13,上皮钙黏素等膜蛋白受体及胞内信号等共同作用下,巨噬细胞相互融合,以此续命并强化战斗力。也有研究显示,当DNA损伤修复时,不完全的有丝分裂,即核分裂成功,但胞浆未能分裂,也可能是多核巨噬细胞产生的原因。

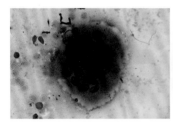
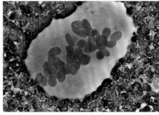
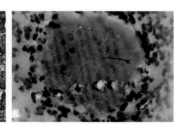

图3-2-11　多核巨噬细胞

　　在发生结核病变时,多核巨噬细胞的核常排列呈C形或马蹄铁形。此种细胞于150年前由郎格罕(Theodor Langhans)医生首先描绘,被称为郎格罕氏细胞(图3-2-12)。其核的特征性排列机制未明。

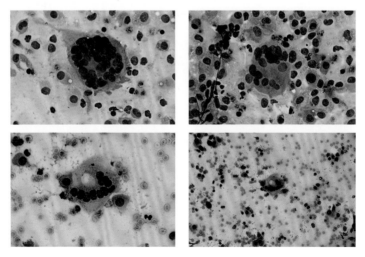

图3-2-12　郎格罕氏细胞

　　肺泡巨噬细胞通常游离或成团出现,常陷于痰液的黏液条中,不常见于支气管毛刷的直接涂片,但常大量出现于支气管冲洗和肺泡灌洗液中。肺泡组织细胞也可见于经皮和经支气管针吸活检标本中。若在肺门或纵隔淋巴结活检标本中见到巨噬细胞,则提示淋巴结穿刺成功。

9. 组织细胞

组织细胞由单核细胞分化而来或由肺巨噬细胞(也是单核细胞起源)吞噬病原等(如结核菌)以后转化而来。细胞大小不一,一般直径在7μm以上,为圆形、卵圆形或不规则形,胞浆丰富,淡染,细胞膜菲薄甚至不完整,可"脱浆"形成裸核,核细小空泡样,呈不规则圆形、卵圆形、长形或肾形,有时可见核仁,可有核偏位(图3-2-13)。

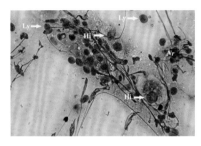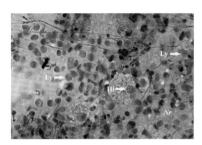

Hi指组织细胞,Ly指淋巴细胞,Nr指坏死。

图3-2-13　组织细胞

(本图由天津医科大学总医院冯靖教授提供)

综上所述,在气管的不同水平部位活检所得标本的细胞构成及其形态是有差异的。据此,ROSE可以推断活检标本所处的大致位置。①气管、近端支气管导气部位的活检标本常见高柱状纤毛上皮细胞、杯状细胞,有时可见软骨。②远端小气管、终末支气管(细支气管)导气部黏膜标本多见短柱状纤毛上皮细胞、方形上皮细胞、Clara细胞或平滑肌细胞及其他无毛有浆的F细胞。③肺组织(呼吸部)标本常见Ⅰ或Ⅱ型肺泡上皮细胞、巨噬细胞。④淋巴结TBNA标本多见淋巴细胞,常见少许纤毛上皮细胞。⑤经皮肺穿刺活检标本有多种细胞,取决于穿刺部位及活检方式。

二、来源于血液系统的细胞

1. 红细胞

红细胞(图3-2-14)是ROSE所见最多的细胞。其形态小,直径为6~9μm,平均直径为7.2μm,呈碟凹形或椭圆形,无核,胞浆红染或中央浅淡。在Diff-Quick染色中,呈浅红色或灰色。常作为观察细胞大小的参照物。

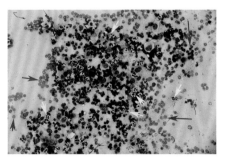

图3-2-14　红细胞(红色箭头)与中性粒细胞(黄色箭头)

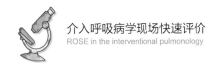
2. 中性粒细胞

中性粒细胞(图3-2-14)有多叶核,胞浆中性不着色。核呈深染的弯曲杆状(马蹄铁形)或分叶状,分叶核一般为2～5叶,叶间有细丝相连。多形核白细胞说明存在急性炎症反应,可大量出现于肺炎及伴有坏死的肿瘤时。

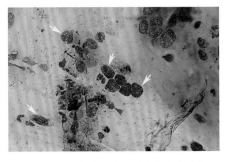

图3-2-15 嗜酸性粒细胞(黄色箭头)及Charcot-Leyden结晶(蓝色箭头)

3. 嗜酸性粒细胞

嗜酸性粒细胞(图3-2-15)直径为13～15μm,细胞核形状与中性粒细胞类似,可有2～3叶,一般为两叶呈眼镜状、深紫色,胞浆可有细碎嗜酸性颗粒,胞浆嗜酸呈淡红色。嗜酸性粒细胞易脱浆,颗粒可分布于细胞周围。嗜酸性粒细胞通常与哮喘等过敏反应相关。嗜酸性粒细胞数量不等,有时伴随夏科-莱登(Charcot-Leyden)结晶。Charcot-Leyden结晶是指嗜酸性粒细胞破裂后溢出的嗜酸性红色颗粒,其大小不一。

4. 嗜碱性粒细胞

嗜碱性粒细胞直径为10～14μm,呈圆形,胞质内含粗大、大小分布不均、染成蓝紫色的嗜碱性颗粒,颗粒覆盖于细胞核上,故细胞核形状与中性粒细胞类似,可为2～3叶,一般为两叶,但常不清楚(图3-2-16)。

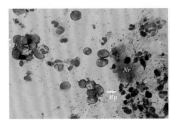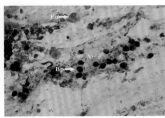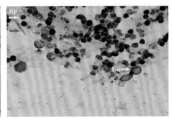

Bp指嗜碱性粒细胞,Eo指嗜酸性粒细胞,Nr指坏死。

图3-2-16 嗜碱性粒细胞

(本图由天津医科大学总医院冯靖教授提供)

5. 淋巴细胞

淋巴细胞出现于慢性炎症或是支气管壁中破裂的淋巴滤泡(图3-2-17-A),大小通常与红细胞相近,胞核小而圆,核质均一,胞浆少或无。淋巴细胞按直径分为大(11～18μm)、中(7～11μm)、小(4～7μm)三种。肺活检主要可见中、小淋巴细胞。淋巴细胞核浆比大,细胞质总体少;成熟稳定的淋巴细胞核呈类圆形,染色质多,染色较深,胞质呈蓝灰色。激活状态下的淋巴细胞核较大,染色质均匀疏松,染色较成熟稳定的淋巴细胞浅,细胞质极少或无胞质,在肺活检中常集中出现。小淋巴细胞呈圆形或类圆形,细胞质极少或无胞质,淡蓝色,无颗粒,胞核呈圆形,可见切迹和凹陷,核染色质成块状,紫红色,无核仁。纵隔淋巴结 TBNA 标本可见大淋巴细胞,呈圆形,胞质量多,淡蓝色,胞核类呈圆形,可有切迹,核染色质浓集,可见核仁残迹,淋巴结穿刺活检有时可见生发中心的淋巴母细胞,无浆或少浆,体积较成熟的淋巴细胞大且多聚集成团,易被误认为是小细胞肿瘤(图3-2-17-B)。

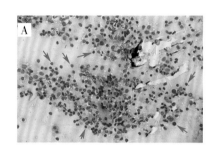
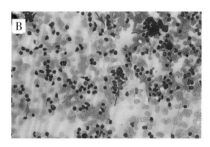

图 A:大量淋巴细胞(红色箭头)及较多浆细胞(绿色箭头)。图 B:淋巴细胞及淋巴母细胞(蓝色箭头)。

图 3-2-17　淋巴细胞

6. 浆细胞

浆细胞由 B 淋巴细胞分化而来,又称效应 B 淋巴细胞,故与部分 B 淋巴细胞形态学一致。浆细胞直径为 $10\sim20\mu m$,形态较淋巴细胞大,核偏居一侧,偶可见双核,染色质粗而密,染成紫丁香色,不均匀,胞核位于细胞一端,胞浆位于另一端,在近核处一边常有半月状淡染区,浆中可有空泡,浆蓝染(图3-2-18)。浆细胞多出现在慢性炎症过程中,多见于淋巴细胞周围。

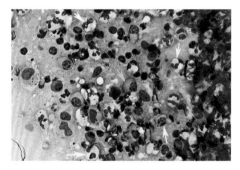

图 3-2-18　大量浆细胞(绿色箭头)及中性粒细胞(黄色箭头)

7. 单核细胞

单核细胞直径为 $12\sim20\mu m$,呈圆或不规则形,偶见伪足;胞核形态不规则,可呈肾形、马蹄形、分叶状,常伴有切迹、凹陷,并有明显扭曲折叠,核染色质较细致,疏松呈丝网状或条索状,无核仁;胞质量多,染灰蓝色或粉红色,胞质内见细小紫红色颗粒(图3-2-19)。单核细胞一旦游走进入肺内即变为肺巨噬细胞,故肺内典型单核细胞少见。

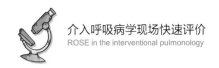
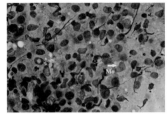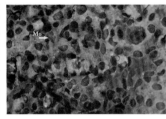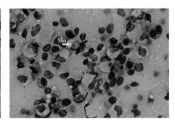

Mo指单核细胞。

图3-2-19　单核细胞

（本图由天津医科大学总医院冯靖教授提供）

8. 巨核细胞

巨核细胞极少见于呼吸标本中。正常情况下,可见于肺毛细管,在肺动脉标本中亦可见。典型形态是个体大、多叶、核深染,易于识别,但常被误认为肿瘤细胞。

三、间皮细胞

良性间皮细胞经常出现在经胸针吸活检标本中(图3-2-20)。标本中的间质细胞大多以多细胞的组织磷化形式出现,呈平坦的二维团片,像蜂窝。间皮细胞中等大小,边界清晰,核位于中央,核多呈圆形,偶呈肾形。间皮细胞核有脆性薄的膜,核质分布均匀,呈细颗粒状,有1～2个微小核仁,有时呈凹槽形。胞浆数量中等,染色多变。

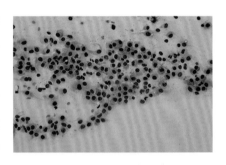

图3-2-20　间皮细胞

更大的间皮细胞组织团折叠,貌似晶体排列,伴核拥挤和核重叠,与肿瘤细胞相似。间皮细胞不出现于痰、经气管镜或经支气管针吸取活检获取的标本中。

四、间质来源的细胞

间质来源的细胞可见于呼吸标本,包括内皮细胞、纤维母细胞、平滑肌细胞和软骨细胞。

1. 内皮细胞

内皮细胞来源于肺泡毛细血管和小血管,可见于针吸活检标本,呈长的、柔顺的纺锤形,常呈束状或管状排列。内皮细胞核规整,呈卵圆形或长条状,核质细颗粒状(图3-2-21)。

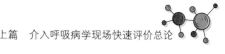

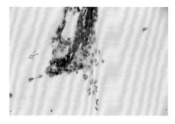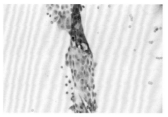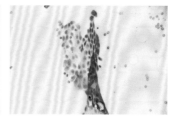

图3-2-21　内皮细胞

2. 纤维母细胞

纤维母细胞是一种多形性细胞。在无功能的静息状态下,一般称成纤维细胞。静息状态的成纤维细胞呈长梭形或纺锤形,在炎症组织标本中疏松聚集。在形态学上,成纤维细胞缺乏胞浆,细胞核染色深呈各种形状,常常伸展到结缔组织的各种纤维成分中,像网状结构。在静息状态下,纤维母细胞不易辨别,但是当其一旦活动起来合成胶原时,则有典型的外观。此时的纤维母细胞体积增大,通常呈长梭形或纺锤状,胞浆丰富、深染、嗜氰,胞核较大,往往是红细胞直径的2倍以上,位于中央,呈卵圆形或椭圆形,核质细颗粒,核仁显著,核膜厚,亦深染、嗜氰(图3-2-22)。静息状态下的成纤维细胞与活跃的纤维母细胞相比,细胞整体与细胞核均小些,细胞呈长形或梭形,往往集中出现,串行排列。纤维母细胞的来源并未完全确定,目前研究认为其来源于造血干细胞或间充质干细胞。

在炎症信号刺激下,纤维母细胞可合成并分泌胶原蛋白,参与损伤修复机化、气管重构及肿瘤发生,最终可分化为肌成纤维细胞。可见于间质性肺病、肺纤维化、慢性感染或肿瘤。

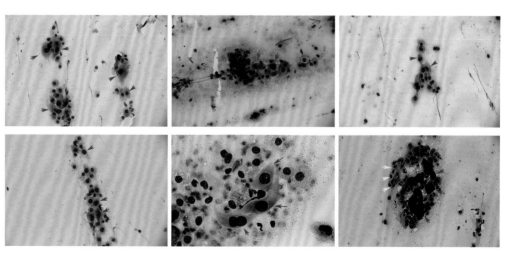

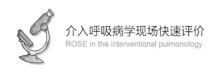

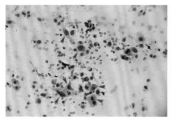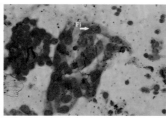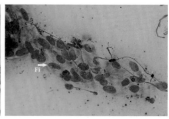

图3-2-22 纤维母细胞(红色箭头)及静息状态的成纤维细胞(黄色箭头)

（其中含有黄色字母的图片由天津医科大学总医院冯靖教授提供）

3. 平滑肌细胞

平滑肌细胞罕见,细胞呈长条形,核呈雪茄形,末梢浅淡(图3-2-23)。

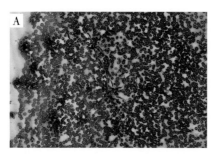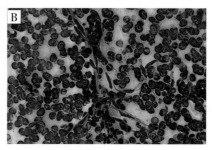

图A:40倍物镜下所见。图B:100倍物镜下所见。

图3-2-23 平滑肌细胞(红色箭头)

4. 软骨细胞

肺门或纵隔病变的针吸标本有时可含支气管软骨的微小片段,在软骨陷窝中含有软骨基质的软骨细胞。软骨细胞常单个或成团出现(图3-2-24)。也可偶见于错构瘤标本中,但一般不出现在支气管毛刷标本中。

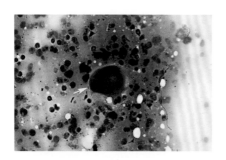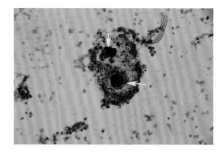

图3-2-24 软骨细胞(黄色箭头)

五、呼吸道标本中的非细胞成分

1. 黏　液

黏液是呼吸道标本的正常成分,见于痰、支气管刷检、冲洗和灌洗标本。黏液呈淡染、薄的、半透明的幕,或呈线形染成各种密度,内含有细胞成分。凝结的黏液呈深暗色的团片(图3-2-25)。

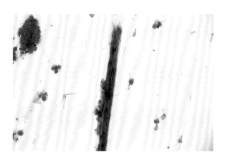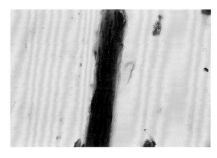

图3-2-25　黏液

2. Curschmann螺旋体

Curschmann螺旋体细支气管铸形,是凝结的黏液栓塞管腔形成的,呈卷曲或螺旋塞形结构,长短不一,有时有复杂的分枝。Curschmann螺旋体有特征性的形态,中央核心深染,外侧染色浅淡,像透明的幕。Curschmann螺旋体可见于所有标本,其出现提示有阻塞性改变。

3. Charcot-Leyden结晶

Charcot-Leyden结晶是纤细的、长菱形或嗜桔红色的结构(图3-2-26)。Charcot-Leyden结晶游离或成团出现,是嗜酸性粒细胞颗粒的破裂产物。有时,Charcot-Leyden结晶在过敏性疾病的痰液或气管镜标本的细胞片中很醒目,背景中可见大量

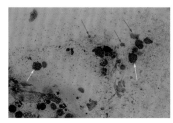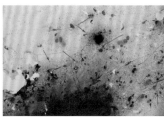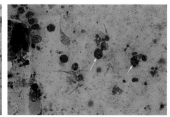

取材自某变应性支气管肺曲菌病患者,细胞学涂片见大量嗜酸性粒细胞(黄色箭头)和Charcot-Leyden结晶(蓝色箭头)。

图3-2-26　Charcot-Leyden结晶

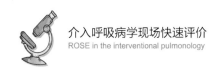

的嗜酸性粒细胞。Charcot-Leyden 结晶也可见于寄生虫肉芽肿的针吸活检标本,以及与嗜酸性粒细胞相关的疾病,如慢性髓系白血病或嗜酸性肉芽肿。也有报道称在胸腔积液中可见。

4. Ferruginous 小体

通常石棉沉积病是由于暴露于含石棉(硅酸镁)及其他形式的硅酸纤维的灰尘中,人体吸入石棉丝状颗粒及其他金属后沉积肺间质内,表覆蛋白与铁形成 Ferruginous 小体的特征性外观。该小体起初被称为石棉体,但是,不是所有的 Ferruginous 小体都含有石棉,因此,后来改称为"Ferruginous 小体"。Ferruginous 小体可见于所有类型的呼吸标本,可出现于细胞外及肺泡组织细胞内,大小从 $4\sim5nm$ 到 $200nm$ 以上不等;通常呈哑铃形,中间呈半透明纤维核心,外围多层含矿物质(铁和钙)和黏多糖的物质;外观颜色多变,从金黄色到暗棕色或黑色不一;外层衣倾向于色素沉着,与纤维中轴呈直角。在 Ferruginous 小体的组织可被氯消化,从而识别其内的石棉纤维,它们呈非常弱的折光纤维。

5. Corpora Amylacea 小体

Corpora Amylacea 小体呈球形,为非钙化小体,内含糖蛋白。可见于慢性支气管炎、心衰、肺气肿、梗死、肺膨胀不全和肺炎。尸检发现,该小体的发生率达 3.8%。年龄<20 岁的年青人中少见,年龄>60 岁的老年人多见。该小体直径为 $30\sim200\mu m$ 不等,HE 染色和 Papanicolaou 染色成桃红,PAS 染成紫红,用 Masson's 三色染成蓝色。形态上,该小体呈圆环状,周边有放射状条纹,有时在其中央存在包涵体。该小体有的游离漂浮在肺泡腔内,有的被一圈巨噬细胞包围,有的在偏振光下呈双折光。在支气管冲洗液及肺泡灌洗液标本中可偶然发现。

6. Psammoma 小体(Calcospherites)

Psammoma 小体是非折光的钙化固体,有时可见向心性纹理。其与原发性或转移性乳突状腺癌相关,有时也可见于非肿瘤疾病,如肺微结石症。该小体有时单纯游离存在,有时被包含于恶性细胞组织团中。HE 染色呈深嗜碱,Papanicolaou 染色呈双嗜性或嗜碱性。

7. 蓝色小体

蓝色小体是小的、卵形或球形的,呈不规则层状结构,存在于肺泡巨噬细胞浆内。蓝色小体有高折光性,由 $3\sim4$ 圈低中度蓝灰色光环构成。后者的铁呈弱阳性,但是过碘酸希夫反应(periodic acid Schiff reaction,PAS reaction)和硝酸银染色(Von Kossa

染色)强阳性。蓝色小体直径为15~40μm。大的小体是由小的个体融合而成。常与吞噬有含铁血黄素的巨噬细胞、脱屑性间质性肺炎和周边的肿瘤块有关。

8. 草酸钙结晶

草酸钙结晶是双折光的,碟形的,可直接显现或是在巨噬细胞内。通常与曲霉菌感染有关(图3-2-27)。

9. Schaumann 小体

Schaumann 小体是分层的钙化结构,经常碎裂,可出现于多核异物巨噬细胞中,与多种原因所致的肉芽肿有关(图3-2-28)。

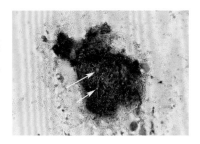

取材于某变应性支气管肺曲霉菌病患者,黄色箭头所指为草酸钙结晶。偏振光下更易识别。

图 3-2-27　草酸钙结晶

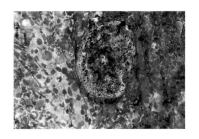

多核巨噬细胞内、外可见大量碎裂的钙化物。

图 3-2-28　Schaumann 小体

10. Asteroid 小体

Asteroid 小体代表一种星形排列的蛋白结晶,位于细胞外或各种肉芽肿病变的多核异物巨噬细胞内(图3-2-29)。

11. 弹性纤维

弹性纤维是折光的、长的、弯曲的,经常损破的,染色不良的结构,常成束出现(图3-2-30)。弹性纤维的出现提示存在组织破坏(如急性坏死性炎症、脓肿、梗死、支气管扩张和伴坏死的肿瘤)。在坏死性碎片中,

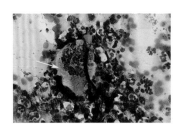

多核异物巨噬细胞内可见星形排列的蛋白结晶(黄色箭头所指)。

图 3-2-29　Asteroid 小体

弹性纤维有时会被误认为是丝状真菌,如曲霉。与真菌不同的是,弹性纤维缺少细胞壁、分隔和胞浆。

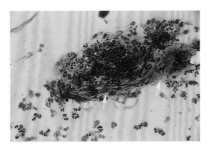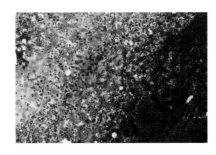

某肺奴卡菌感染患者的TBLB标本中见大量中性粒细胞、坏死、化脓,其间可见弹性纤维(黄色箭头所指)。

图3-2-30　弹性纤维

12. 淀粉样蛋白

淀粉样蛋白代表一组纤维样蛋白,在某些情况下沉积在组织中。在呼吸标本中,淀粉样蛋白表现为无细胞平滑无定形的物质,染色成深浅不一的嗜蓝色或嗜酸性物质(图3-2-31),有时有异物巨噬细胞反应。在刚果红染色下,淀粉样蛋白染色阳性;在偏振光下,淀粉样蛋白表现为苹果绿;用Thioflavin T染色,在超紫光下有荧光。

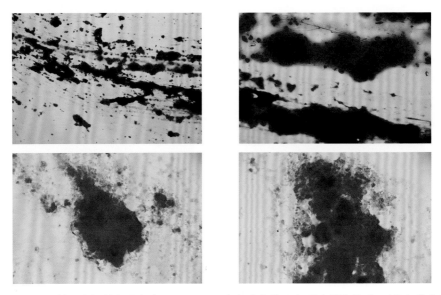

图3-2-31　取材于淀粉样变性患者,Diff-Quick染色见大量无定形的深染物质,刚果红染色阳性

13. 污染物

呼吸道标本易被污染,如异物吸入、在细胞学标本制备和染色过程中污染、盖玻片时受污染。许多植物细胞,形态上与许多非肿瘤性物质、恶性肿瘤细胞相似。植物细胞胞浆呈深嗜橘色,核深染,有时被误认为是鳞癌细胞。有些植物细胞与片状鳞状

细胞、病毒细胞相似;有些呈淡染肥大的胞浆,与腺癌细胞相似。以下特点有助于鉴别植物细胞:厚的纤维壁、细胞内结构模糊不清,缺乏形态细节的核和储备小泡,细胞超级大,空间排列规则,胞浆内分布有各种颜色、有明显折光。

其他污染物包括花粉、手套粉、真菌孢子、来自口腔的定植微生物及螨。花粉是圆形结构的,染成金色至琥珀色不等,有两层壁、同质的核心,须与真菌孢子鉴别。来源于手套粉的淀粉颗粒是小、圆、卵圆形或多边形的,黄色折光结构,伴有在偏振光下呈特征性的马耳他十字形。链格孢属的真菌和植物病原少见于呼吸标本,它们形成长的棕色分生孢子,大约30μm长,分段结构,罕见情况下可显示菌丝。

第三节　细胞反应性改变

各种细胞在内、外环境改变后发生非特异性改变被称为细胞反应性改变。通常由轻微感染、器械伤或者环境毒物所致,通常是可逆的。

炎症环境中,大量柱状上皮细胞的出现提示增生改变,可单个存在或以组织碎片形式存在。组织碎片中的柱状上皮细胞大小不等,有时很大(图3-3-1)。

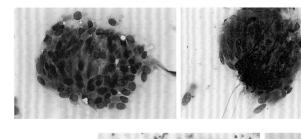
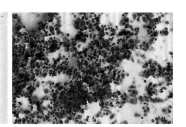
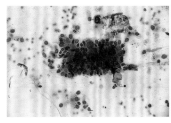
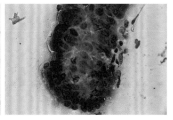

图3-3-1　增生的柱状上皮细胞

大的组织碎片较厚,难以恰当地进行细胞学评估。柱状上皮细胞的核通常是规则的,核质为细颗粒状及微核仁。增生的柱状上皮细胞缺乏腺癌细胞的显著的巨核。有时胞浆富含分泌物及囊泡。鲜艳的增生改变伴有粗的、深染的核质,显著的胞核,组织片段内可见极性不一的拥挤的核,有时可被误认是肿瘤细胞。支持良性诊断的特

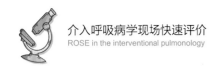
点包括在此组织片段中及同张涂片中同时见到从正常组织到异常的中间态细胞及纤毛。

炎症刺激下,纤毛柱状上皮细胞及胞核可以不同程度的增大,但并非标本中的所有细胞都会显示同等程度的损害。它们的核是圆形、卵圆形的,核膜平滑。有时核质呈分布均匀的细颗粒状或粗颗粒状。核仁显著、增多、增大。显著的支气管上皮细胞炎症反应变化,貌似肿瘤细胞,需与之鉴别。此种情况多见于嗜烟者、慢性支气管炎患者、放疗后患者,尤其多见于空气干燥的涂片。在这些玻片上,可见炎症背景中,上皮细胞反应性变化,表现为细胞变性增生,形态变大,核大深染,核浆比增大,核与浆均嗜碱,深染呈蓝色。降解中的柱状细胞甚至呈游离的裸核,应与肿瘤细胞鉴别(图3-3-1)。以点及面,与这些细胞相似的其余细胞,即使没有可见的纤毛,也可定认是纤毛脱失的良性细胞。慢性炎症有时可致上皮细胞多核(图3-3-2),改变后的柱状细胞可能含2个或更多的小的镜像核,核膜平滑、规则。这些反应性改变的细胞易被误认为是肿瘤细胞。鉴别的方法是:在这些细胞的周围,寻找细胞核的形态与其相似、散在的、显色较好、且存在纤毛、终板或呈柱状形态的良性细胞,如果有这类明确的良性细胞,则可推断,那些细胞形态相似、无纤毛、无终板的细胞也是良性的,即使多核,也可定认是纤毛脱失的良性细胞。

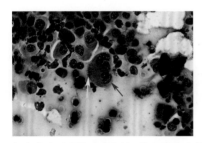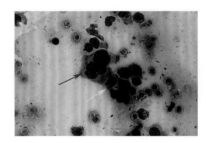

红色箭头示多核上皮细胞,黄色箭头示纤毛。

图3-3-2 多核上皮细胞

持续的、严重的炎症损伤可致上皮细胞失去远端或管腔面附有纤毛的部分,柱状上皮细胞失去纤毛,甚至可致上皮细胞发生变性坏死(图3-3-3)。

基底储备细胞在炎症刺激下也可增生、核大深染,应与小细胞肿瘤鉴别。基底储备细胞成团分布,形态相对较小且规则,核形较均一,边缘光滑,核质均匀(图3-2-3)。腺癌中的印戒细胞有时被误认为是巨噬细胞。

在淋巴组织活检标本中,淋巴细胞聚集或生发中心片段易被误认为是非坏死性肉芽肿(图3-3-4)。如果细胞团中有类上皮组织细胞出现,则提示有肉芽肿性淋巴结炎(图3-3-5)。此类标本应送微生物培养,进行特殊染色。

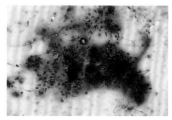 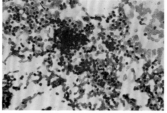 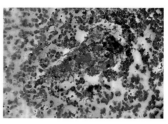

图 3-3-3　坏死的上皮细胞　　图 3-3-4　聚集成团的淋巴细胞　　图 3-3-5　肉芽肿性炎症

即使已经在标本中发现了肉芽肿,仍应继续仔细寻找恶性细胞,因为恶性病常与肉芽肿共存,如生殖细胞肿瘤、鳞癌、淋巴瘤等。杯状细胞或鳞状化生易与非小细胞肺癌混淆。如果 ROSE 怀疑淋巴增殖性疾病,则应留取部分标本送流式检测或基因重排研究。淋巴增殖性病的典型表现包括细胞形态单一(细胞大小及染色质特点)、无生发中心片段或巨噬细胞。

巨细胞病毒感染患者的上皮细胞可表现为较显著的核大深染,胞核内可见嗜酸性包涵体(图 3-3-6)。

纤毛细胞变性崩解常与病毒感染相关。单一的脱落的纤毛常难识别。在支气管肺泡灌洗液(bronchoalveolar lavage fluid,BALF),脱落的纤毛呈小的、细的、规则的、嗜酸的、位于胞外的、直的或略弯曲的结构。这些杆菌状的假细胞有时会被误认为是真正的微生物。在 Diff-Quick 或瑞氏染色中,纤毛碎片很容易被识别。在巴氏染色的涂片中,纤毛看似苍白极易被忽略。脱落的纤毛通常在正常的或是降解的上皮细胞周边被发现。

在支原体感染的黏膜,上皮细胞发生反应性改变,轻度核大伴异形,但深染不显著(图 3-3-7)。

放、化疗后患者,上皮细胞可表现为细胞形态显著增大,核大深染,与肿瘤细胞相似,这类反应性改变的细胞,胞核相对规整,核质均匀。与放、化疗之前的肿瘤细胞相

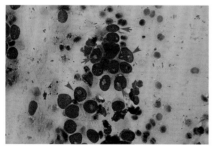 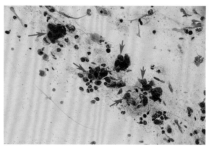

蓝色箭头示上皮细胞,红色箭头示核内包涵体。
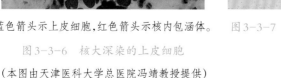
图 3-3-6　核大深染的上皮细胞

图 3-3-7　支原体感染后上皮细胞反应
性改变

(本图由天津医科大学总医院冯靖教授提供)

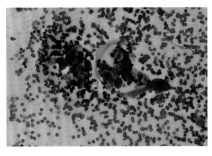

图3-3-8 放化疗后上皮细胞反应性改变

对比有助于鉴别(图3-3-8)。放射线诱导的改变,主要见于鳞状上皮细胞发生于肺的外照射后。细胞大小不一,核大深染,有的无结构,核及胞浆降解改变,低核浆比。

肉芽肿可继发于许多疾病,当慢性炎症持续存在,可致肉芽肿(图3-3-9)。临床上常见于结核或非结核分枝杆菌感染、真菌感染(如组织胞浆病、新型隐球菌)、结缔组织病、结节病、恶性肿瘤(如转移性鳞癌、淋巴瘤等)以及其他异物肉芽肿、职业暴露和特发性肺病。炎症反应可致局限的结节或弥漫的实质及间质损害,胸放射影像也呈现相应的表现。一般地,炎性肉芽肿是由类上皮细胞、多核巨细胞、淋巴细胞、浆细胞和成纤维细胞,呈同心圆紧密排列而成。类上皮细胞由吞噬细胞分化而来,可表现为圆形、长条形或椭圆形等多种形态,其胞浆可空白浅染或泡沫样,无吞食的可染物,如碳颗粒。类上皮细胞可游离或聚集成团。胞核在大小和形态方面也呈多形性:形态可呈圆形、细长形、纺锤形、逗号形、回力镖形或深锯齿形,产生足迹形。多在肉芽肿内的多核巨噬细胞因其内的核排列不同,而有不同的形态特点。一些多核巨噬细胞是特异性的,与某些特殊类型的炎症有关,而一些多核巨噬细胞是非特异的。多核巨噬细胞可包含微生物、异物、角蛋白或胶原。肉芽肿可有坏死。在结核性肉芽肿中,坏死物表现为黄色、多脂,呈干酪样坏死。肉芽肿可单个或融合,之间可有纤维化和钙化。肉芽肿的细胞成分极少出现在痰液中。如果病变侵及支气管并沿黏膜扩散,则肉芽肿可被刷检,有时在灌洗液中亦可见肉芽肿。肉芽肿所致的局部损害,表现为孤立结节。此时为与肿瘤鉴别,需要行针吸活检。在细胞团标本中,可见清楚的肉芽肿形态。

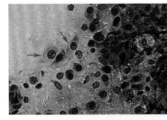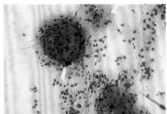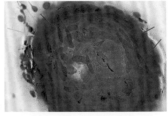

红色箭头示类上皮细胞,绿色箭头示肉芽肿。可以认为,单核巨噬细胞、组织细胞、类上皮细胞是同一个单核细胞系分化演变的不同阶段。在该演变过程中,细胞逐渐呈现不规则;胞浆逐渐增多;细胞膜逐渐菲薄,逐渐"脱浆"形成裸核;细胞核由类圆形逐渐变为不规则形,最后变为肾形,再变为长形,最后变为黄瓜形,越来越长。与淋巴细胞混合排列并逐渐发展为环形排列,形成多核巨噬细胞,或更多类上皮细胞可形成肉芽肿。

图3-3-9 类上皮细胞与肉芽肿

第四节　TBNA细胞学标本的判读

肺门或纵隔淋巴结行TBNA是呼吸介入诊断常用的技术。

TBNA标本细胞学喷片行ROSE的目的包括以下四点。

1. 评估纵隔淋巴结活检标本。

评估细胞学涂片上是否有代表性的组织或细胞,如淋巴组织、炭末沉着的巨噬细胞、肿瘤细胞、肉芽肿性炎症或其他损害表现。当ROSE发现具有诊断价值的细胞学信息且标本数量足够后续检验时,可及时终止取材,从而降低活检风险。

2. 评估肿瘤与非肿瘤。需要注意的是,相较于原发肿瘤,从别处转移至淋巴结的肿瘤细胞,呈现的形态特点常相似,但通常形态更小,分化程度更低。

3. 确保递交合格标本送恰当的检验项目,包括免疫组织化学、微生物学检测、流式细胞分析或分子检测。

在ROSE确认活检成功并预测可能的诊断后,可精选合适的实验室检测项目。

4. 类似于外科手术中的冰冻快速切片报告,ROSE也可以提出初步诊断,必要时临床医师可立即据此调整治疗方案。

气管镜经由上呼吸道进入下呼吸道,穿刺针经由气管黏膜进入纵隔病灶,因此TBNA细胞学标本中除了淋巴细胞,常可见到上、下呼吸道来源的组织或细胞,如鳞状细胞、细菌、纤毛柱状上皮细胞、含炭末颗粒的组织细胞、软骨碎片、间皮细胞、黏液或黏膜下腺的立方上皮(图3-4-1)。

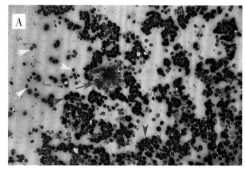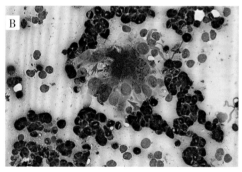

图A:大量淋巴细胞(黄色箭头所示)散落在红细胞(蓝色箭头所示)之间。图B:红色箭头示一簇柱状上皮细胞,在10×100倍镜下清晰可见柱状细胞的纤毛。

图3-4-1　TBNA标本细胞学喷片

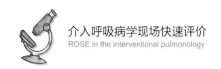
合格的淋巴结标本应包含淋巴细胞或淋巴样组织细胞团或生发中心碎片。如果标本中有很多具有诊断价值的发现,如肿瘤细胞、肉芽肿,那么即使没有淋巴组织也认为活检成功。同时,若ROSE中见大量的良性淋巴组织,那么也提示活检成功,且说明活检部位的淋巴结是非恶性病变。如果淋巴结标本太少,那就需要根据质量标准谨慎评估。目前尚无广泛接受的评估标准,但文献曾提出许多结构化的半定量评分系统与诊断类别判断标准。

1. Alsharif 等在2008年提出:在40倍视野下,寻找细胞丰富区域,转而在高倍镜下计淋巴细胞数目。

0分:淋巴细胞数目<40个每个400倍视野;

1分:41~200个淋巴细胞每个400倍视野;

2分:超过200个散在的淋巴细胞每个400倍视野;

3分:超过200个聚集成团的淋巴细胞每个400倍视野或者有生发中心片段。

计数>1分,或见吞噬有色素颗粒的巨噬细胞,或见有诊断价值的细胞或肉芽肿,即可认为取材合格。

判读分类:①无诊断信息;②非恶性;③不典型;④疑似恶性;⑤恶性。

2. Nayak 等在2012提出:在低倍镜下巡片,在100倍镜下淋巴细胞数目超过>100个的视野多于5个,且每个视野内少于2组支气管上皮细胞或生发片段。

判读分类:①无诊断信息;②非疾病;③肉芽肿;④疑似肿瘤;⑤恶性。

3. Jeffus 等曾提出:低倍镜下巡片,见诊断价值的材料或生发中心片段;100倍镜下,淋巴细胞数目>100个的视野多于5个,且每个视野内少于2组支气管上皮细胞。

判读分类:①取材不满意的;②质量合格,阴性;③合格,肉芽肿;④合格,不典型;⑤合格,疑似;⑥合格,阳性。

TBNA-ROSE的优势:评估标本是否合格;提高诊断率;减少穿刺次数;获取额外的标本送分子检测、微生物培养或流式细胞检测;更好地利用实验室资源,避免过度检测。

劣势:需要有经验的细胞病理学专家或细胞技术员;付出多,耗时长;在EBUS引导下行TBNA,ROSE是否可提高阳性诊断率、缩短检查时间或减少并发症,目前尚无普遍认同的结论。部分原因在于各家单位的气管镜操作水平参差不齐,对ROSE的依赖程度不同。对于能够熟练精准操作TBNA的医师对ROSE的需求相对较小。另一方面,在ROSE的应用场景中,采用统计学效度的数据分析方法来评估其价值是不恰当的。

病例 3-4-1

患者,男性,64岁,因"咳嗽伴痰中带血1年"就诊。胸增强CT见双肺多发小斑片影伴纵隔淋巴结多发肿大。气管镜检查报告:常规镜下未见明显异常。C-EBUS超声见4R、7组部位低回声团块(图3-3-2)。

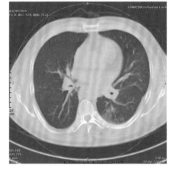
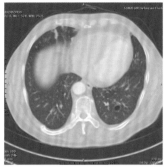
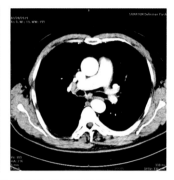
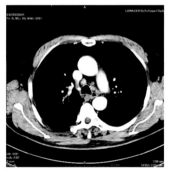
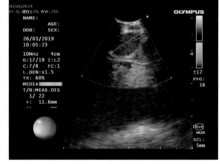

图 3-4-2　胸CT及EBUS所见

纵隔淋巴结肿大行TBNA,标本细胞学喷片Diff-Quick染色(图3-4-3),见大量红细胞、淋巴细胞,成熟度不一,可见较多巨噬细胞,吞有黑色颗粒,提示TBNA活检成功,取材合格,涂片合格。未见异形细胞,见少许肉芽肿样结构伴坏死。结合病史,考虑粉尘吸入、慢性炎症可能性大。

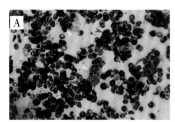
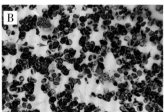
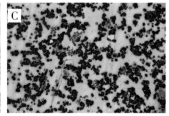

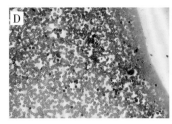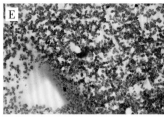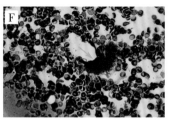

图A~D:见较多淋巴细胞、巨噬细胞、红细胞。红色箭头示红细胞,绿色箭头示淋巴细胞,黄色箭头示巨噬细胞,胞浆内黑色颗粒。图E:肉芽肿伴坏死,图F:10×100倍镜下所见。

图3-4-3　TBNA标本细胞学喷片

病例3-4-2

　　患者,男性,55岁,确诊肺恶性肿瘤7个月,化疗7次后进展,拟行二次活检药敏基因突变检测。胸CT提示颈淋巴结增大,行超声引导下经皮穿刺(图3-4-4)。

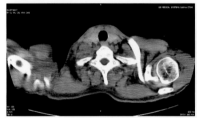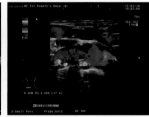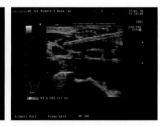

图3-4-4　胸CT、超声造影及穿刺

　　细胞学涂片见大量形态不一,分化程度不等的淋巴细胞,部分淋巴母细胞(图3-4-5)。可能活检到生发中心,淋巴母细胞应与异形细胞鉴别。

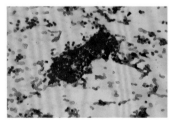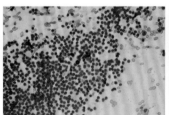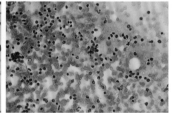

图3-4-5　细胞学涂片

病例3-4-3

　　患者,男性,62岁,反复咳嗽咳痰10余年,再发伴活动后气促1个月。既往有慢性阻塞性肺病、支气管哮喘、右侧甲状腺癌。此次疑曲霉感染。胸CT平扫示双肺气肿,慢性支气管炎症改变伴纵隔淋巴结肿大(图3-4-6)。

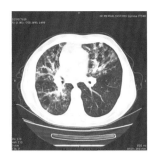
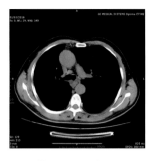
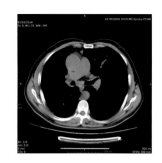

图 3-4-6　胸 CT

纵隔淋巴结 TBNA 标本细胞学喷片 ROSE 见大量淋巴细胞聚集成团,伴坏死肉芽肿样结构(图3-4-7)。提示 TBNA 活检成功,结合病史,纵隔淋巴结符合真菌或分枝杆菌感染改变。出院诊断为变应性支气管肺曲霉病。

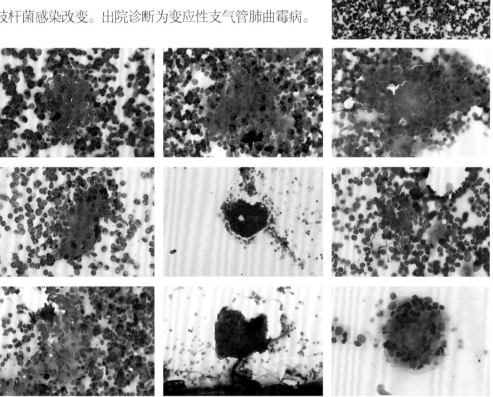

图 3-4-7　纵隔淋巴结 TBNA 细胞学喷片

病例 3-4-4

患者,男性,58岁,右肺中叶炎性改变伴第7组淋巴结肿大。气管镜下见右上叶管口及中叶黏膜水肿(图3-4-8)。

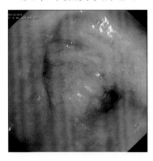
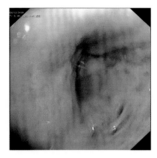
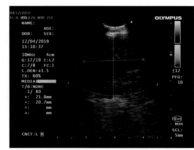

图 3-4-8 气管镜所见

TBLB-ROSE见黏膜反应性变化、杯状细胞及腺细胞增生,未见异形细胞(图3-4-9)。

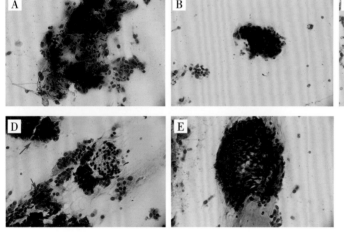

红色箭头示上皮细胞反应性变化,黄色箭头示杯状细胞,绿色箭头示增生的腺细胞,未见异形细胞。

图 3-4-9 黏膜活检涂片

第7组淋巴结TBNA第2针涂片见肉芽肿、类上皮细胞(图3-4-10)。结合临床病史,考虑慢性炎性增殖性改变。

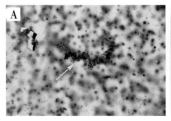
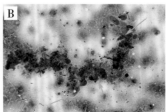
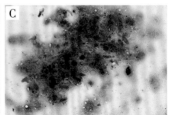

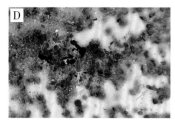
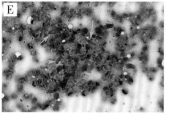

图 A 中黄色箭头示肉芽肿,图 B、C、D、E 中绿色箭头示类上皮细胞。

图 3-4-10　淋巴结 TBNA 喷片

病例 3-4-5

患者,男性,69 岁,乏力纳差伴消瘦 1 月余。胸 CT 示左胸腔积液,左肺毁损、不张,左肺门淋巴结环形强化,纵隔与肺门淋巴结多发钙化(图 3-4-11)。

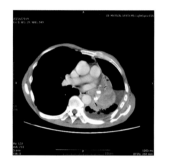
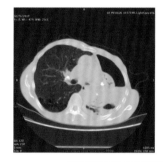
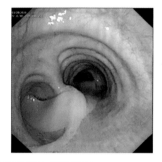
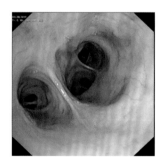
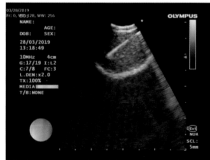

图 3-4-11　胸 CT 及气管镜所见

气管镜检见左主支气管腔大量脓性分泌物,黏膜水肿,黏膜活检 ROSE 涂片未见异常(图 3-4-12-A)。11L 组淋巴结 TBNA 标本细胞学喷片 ROSE 见异形细胞,其中部分细胞无浆、核大畸形,核质不匀,核仁明显,少量细胞坏死核丝(图 3-4-12-B~图 3-4-12-G);部分异形细胞胞浆丰富淡染,聚集成团,似滚雪球。疑似腺癌。组织病理学报告:11L 淋巴结 TBNA 出血渗出物内见破碎腺上皮,部分伴明显异型,不能完全排除腺癌可能。

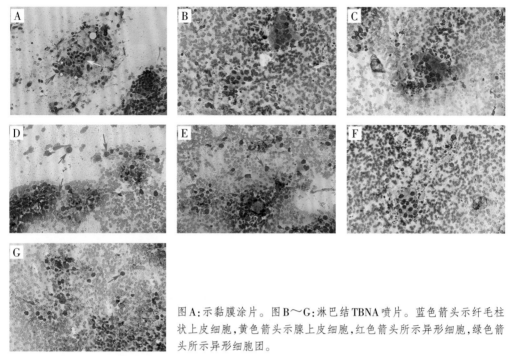

图A:示黏膜涂片。图B～G:淋巴结TBNA喷片。蓝色箭头示纤毛柱状上皮细胞,黄色箭头示腺上皮细胞,红色箭头所示异形细胞,绿色箭头所示异形细胞团。

图3-4-12 细胞学涂片

病例3-4-6

患者,女性,48岁。无不适症状,体检时胸CT见右肺多发小结节,纵隔淋巴结多发肿大(图3-4-13)。考虑为结节病。气管镜下见双侧主支气管黏膜充血,右侧黏膜多发结节样隆起。黏膜隆起处活检,涂片见肉芽肿样改变。4R、第7组、11R淋巴结EBUS-TBNA,涂片见大量淋巴细胞、较多类上皮细胞聚集成团,无明显坏死或中性粒细胞(图3-4-13),不支持感染性疾病诊断。黏膜与淋巴结的细胞学表现符合结节病改变。

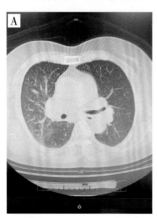
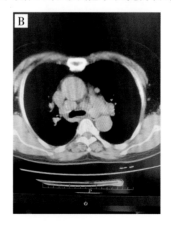

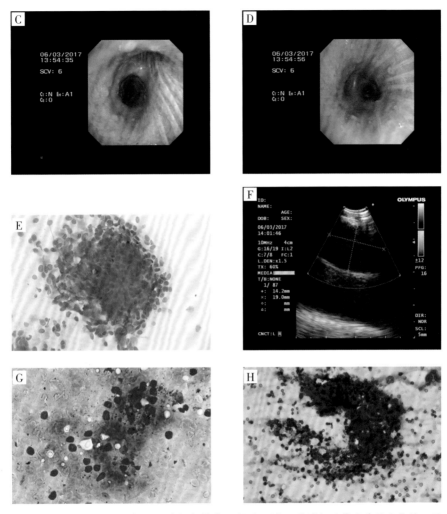

图A和图B:胸CT。图C和图D:常规气管镜下所见。图E:黏膜细胞学涂片见肉芽肿。图F:纵隔淋巴结EBUS-TBNA。图G和图H:TBNA喷片。

图3-4-13 胸CT与细胞学涂片

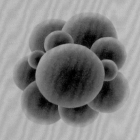

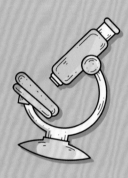

介入呼吸病学现场快速评价病例实战

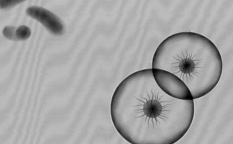

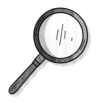

第四章　肿瘤性疾病标本的现场细胞学快速评价

肺部肿瘤的分类在过去几十年里修改了数次，WHO在1967年提出肺癌的第一个分类，目前最新的分类版本是2015版的组织学分类。新分类法强调了免疫组织化学在分类中的基础地位。众所周知，肺癌具有明显的异质性，同一个肿瘤的不同区域可表现出多种形态学类型。一项由多个病理学家参与的多中心研究表明，对于同一份标本，不同的病理医师很少会得出相同的病理类型。该研究中只有1/3的肿瘤表现出均质性，诊断分型取决于活检的部位和样本的质量，样本的细胞学检测只是肿瘤诊断过程中很小的一部分。在多数病例中，细胞学和组织学检测对样本的判断是一致的，但应认识到，在许多病例中细胞学诊断分型可能不同于组织学诊断分型。因此，应该认识到ROSE基于细胞学的快速评价很多时候难以精准到细胞学分类。所以，对于肿瘤性病变，ROSE应该围绕良恶性判断及粗略的、有保留的细胞学分类。ROSE细胞学涂片既可见细胞，也可见部分组织片段。肿瘤细胞的形态一般表现为核大深染，核浆比例大，细胞及其成分拥挤层叠，细胞排列失去正常结构。在炎症环境中，很多细胞会表现出类似于肿瘤的形态改变。不同类型的肿瘤细胞也有各自的特异的形态学特征。因此，了解细胞的形态学特征将有助于ROSE判读。

第一节　肺鳞癌的细胞学表现

肺鳞状细胞癌的发生发展经过一个渐变的过程，包括鳞状上皮化生、不同程度的不典型增生、原位癌和早期侵袭癌。特别是在长期吸烟者中，肺鳞癌的发展要经历较长一段时间。侵袭前鳞状上皮的改变局限于支气管黏膜，这种改变不一定能被支气管镜或肉眼发现，能发现的改变如黏膜排列不规则、中断、乳头状突起、皱褶消失或结节状增厚，显微镜下病变黏膜表现出一系列细胞改变，从鳞状上皮化生、各种程度的

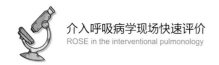

不典型增生到原位癌。

鳞状上皮化生是由基底储备细胞增生(图4-1-1)而来。

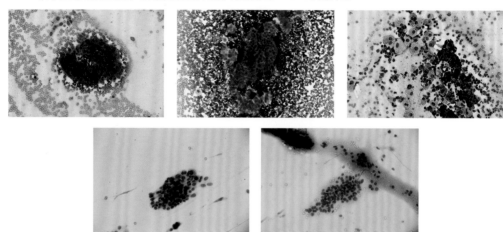

图4-1-1　增生的基底储备细胞

化生开始时,代谢活跃的、边界清楚的增生的基底储备细胞开始变大、变圆,这些细胞持续变大和细胞质的变化使细胞变成熟,最终变为复层鳞状上皮,其本质是鳞状化生细胞在细胞学和组织学上达到中等成熟水平。它们类似于鳞状细胞的变异型,代谢活跃且细胞质稠密,与成熟鳞状细胞的清晰、透明、代谢不活跃的细胞质形成对比,呼吸道上皮的鳞状上皮化生组织学上表现为由圆的、中等大小、边界清楚的细胞形成的不同程度增厚,在细胞学上表现为细胞质可被嗜酸染色,中央保留泡状核,核浆比低且均衡(图4-1-2)。

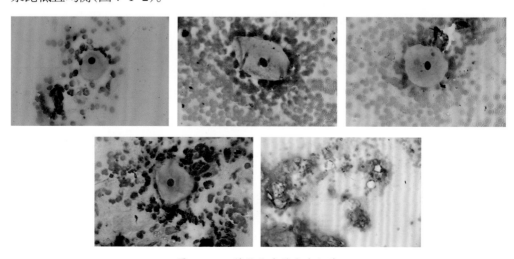

图4-1-2　鳞状化生的上皮细胞

化生上皮异形增生以上皮厚度的增加、原始细胞增殖、成熟序列的破坏、细胞组分无序、极性改变、原始细胞层正常或不正常的有丝分裂为特点(图4-1-3)。

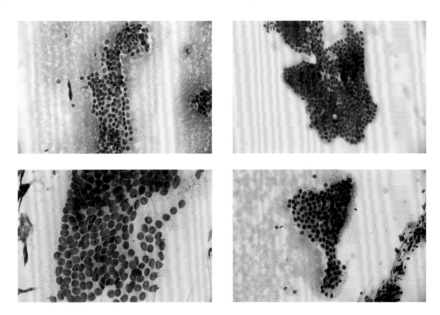

图4-1-3　上皮细胞异形增生

当化生上皮的异型性加剧,在形态上趋于多形性,伴或不伴有角化不良的多变细胞质,核浆比也同样多变,核染色质趋于粗颗粒状、染色深,细胞核常呈固缩状,核仁消失(图4-1-4)。这种改变倾向于不典型增生或原位癌。

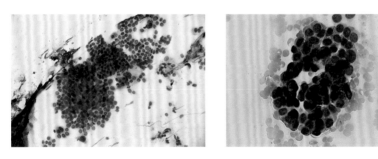

图4-1-4　上皮细胞不典型增生

病例4-1-1

患者,男性,64岁,发现肺部阴影半年余。有肺结核史。曾于当地医院进行抗感染治疗,症状部分缓解。后于外院行经皮肺穿刺活检,病理报机化性炎症改变。治疗无效,转来我院。

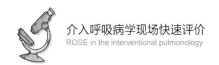
胸CT见右上肺门旁软组织密度影,伴远端阻塞性炎症改变,左上肺气肿伴支气管扩张(图4-1-5)。气管镜下见右上叶开口新生物形成(图4-1-6)。黏膜活检见大量中性粒细胞及多核巨噬细胞伴坏死,疑似结核感染等慢性炎症改变(4-1-7)。

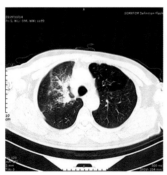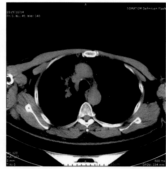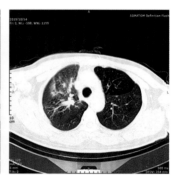

图4-1-5　胸CT

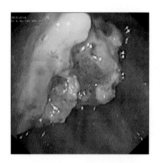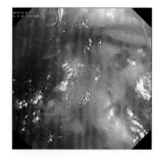

图4-1-6　气管镜下所见

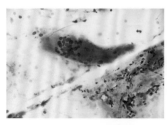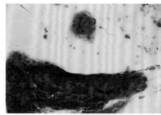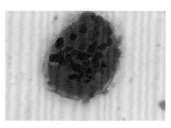

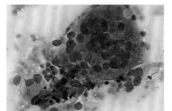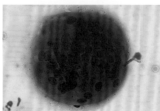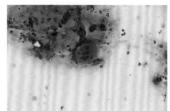

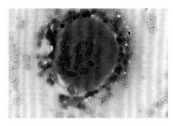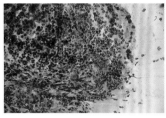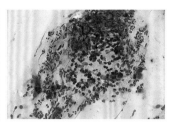

图4-1-7　近端黏膜ROSE

　　继续深入活检,见大量鳞状化生的上皮细胞增生,胞浆丰富蓝染,散在分布或聚集成团,有些细胞核大深染,轻度异形,有些细胞呈类上皮样同心圆排列,中央黏液湖,似鳞癌珠(图4-1-8)。

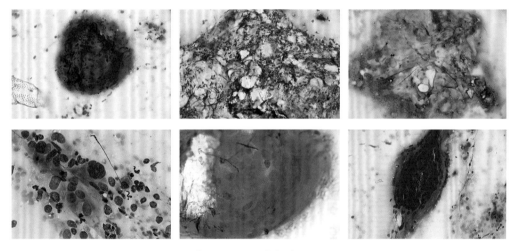

图4-1-8　远端黏膜ROSE

　　总体上看,细胞的异形性并不显著。推测在慢性结核炎症改变基础上出现鳞状上皮化生、增殖。组织病理报黏膜组织糜烂、肉芽组织形成,局灶复层扁平上皮显著异型增生,符合原位鳞癌诊断。

　　鳞状细胞癌占所有肺癌的30%~40%,其与长期吸烟相关性大。鳞状细胞癌超过腺癌成为最常见的肺癌类型,特别是年龄＞50岁的男性。

　　鳞癌根据细胞分化程度被分为高、中、低分化级别,分化良好的鳞状细胞癌呈现为大的多边形细胞巢、岛,细胞边界清楚,不同角化程度的丰富的嗜酸性细胞质,细胞间桥,角化珠形成。癌细胞的角化现象非常常见,包括层状的角蛋白。癌细胞岛常表现为外围细胞排列呈栅栏状。对角蛋白的异物巨噬细胞反应可能存在。在中度分化的鳞状细胞癌中这种轻微区别的特点并不明显。恶性肿瘤细胞表现出细胞质稠密和

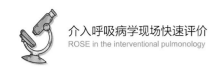
细胞间桥形成的鳞状分化趋势。细胞质的角化现象有时很容易看到有时又不明显。低分化癌表现出局灶的鳞状分化。癌细胞黏附性差,常和炎性细胞混合在一起。

一般地,中低分化鳞癌的细胞形态相对较小而规则,可有少量胞浆。低分化鳞癌常广泛坏死,形成空洞并不少见。在鳞癌的不同部分可能表现出不同的分化程度,可以看到梭形细胞或巨噬细胞,也可能有透明细胞改变。基质粘连形成,而且可能范围很大。有些病例的细胞类别较难根据形态学判断,组织化学检测是必要的。

鳞癌细胞的形态及组织排列方式具有多形性。常见的形态包括如下几种。

一、"歪瓜裂枣、五大三粗"

"歪瓜裂枣、五大三粗"是高分化鳞癌的典型特征。即细胞大小不等,形状不一,具有明显的多形性(图4-1-9)。癌细胞形态不规则,"不圆、多角、梭形",畸形明显,边缘相对清楚;胞浆不多,核浆比大,部分少浆甚至裸核;胞核染色质浓集深染,核大小不规则、成角度,畸形明显。癌细胞散在分布或松散不规则堆集。

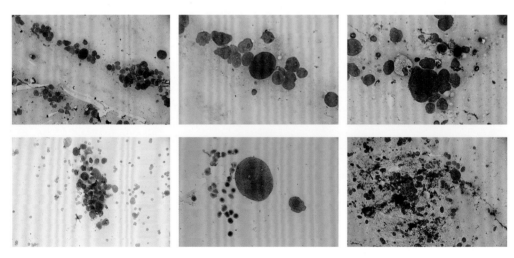

图4-1-9 "歪瓜裂枣"的鳞癌细胞

鳞癌细胞的大小和形态具有明显的多形性。鳞癌细胞胞浆少,许多细胞甚至裸核无胞浆。细胞核大小不一,有小、中、大,甚至是巨大型;形态不规则,形状可见圆、多边形、纤维形、梭形、尾状、蝌蚪形,亦可见成角畸形。有时可见多个核。核深染,Diff-Quick染色多呈酒红色或紫红色,核仁大小和形状不一,有单个或多个。

二、"胶冻样"

细胞散在分布或松散聚集,胞浆丰富,富含白色胶冻样角质蛋白(图4-1-10)。Diff-Quick染色呈"均匀石膏样"。多见于高分化鳞癌细胞。

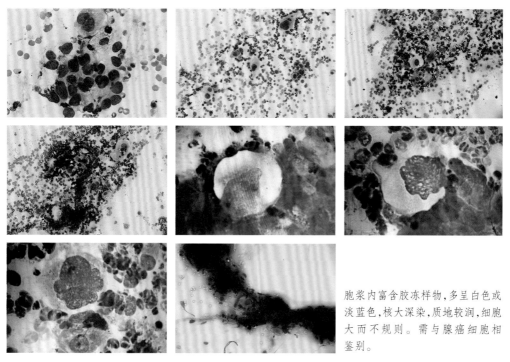

胞浆内富含胶冻样物,多呈白色或淡蓝色,核大深染,质地较润,细胞大而不规则。需与腺癌细胞相鉴别。

图4-1-1 "胶冻样"鳞癌细胞

三、"八宝粥"

"八宝粥"也是高分化鳞癌的表现。分化较成熟的鳞癌细胞,胞浆丰富,富含大量角质蛋白并胞吐到胞外,形成"角化珠"或与肿瘤细胞混合,形成呈同心圆状排列的糊粥样物(图4-1-11)。

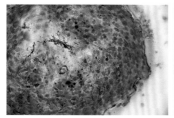
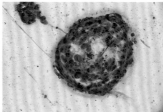
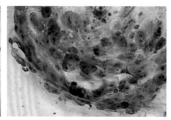

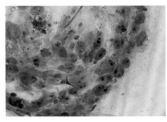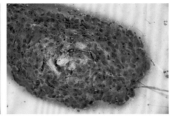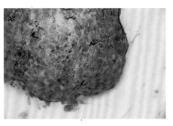

图4-1-11 "八宝粥"样鳞癌细胞

　　细胞胞浆丰富,胞浆内富含角质蛋白,Diff-Quick染色呈白色或淡蓝色、质地温润,似硅胶。这些多浆的细胞常可见吞噬有细胞碎片或颗粒,有时甚至可见胞吞的中性粒细胞。此时,需要与巨噬细胞相鉴别。巨噬细胞核形态较规则,染色浅,胞浆多呈沙砾样,多见黑色颗粒,貌似久经沙场的老将。

四、"鳞片形"

　　有些鳞癌细胞呈小短梭形,紧密排列成鳞片形(图4-1-12)。

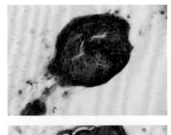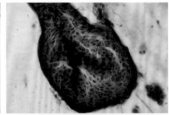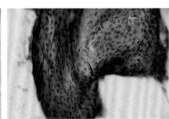

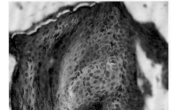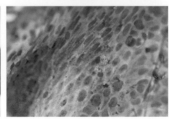

鳞癌细胞体积小,形态呈梭形,通常并行成束,细胞边界清楚、僵硬,胞核细长形,呈紫蓝色或深蓝色,胞浆少,呈深蓝色。细胞呈鱼鳞状或同心圆状密集排列成片。

图4-1-12 "鳞片形"鳞癌细胞

五、"肉芽肿样"

　　鳞癌细胞呈梭形,形态与类上皮细胞相似,同心圆状致密排列,有的见中央坏死,形似炎症肉芽肿。区别的要点在于,肉芽肿形鳞癌的细胞显著深染,核仁多,核质不均,细胞形态一致,排列致密、整齐而规律,形似训练有素的士兵,几乎无巨噬细胞、中性粒细胞或其他炎症背景(图4-1-13)。

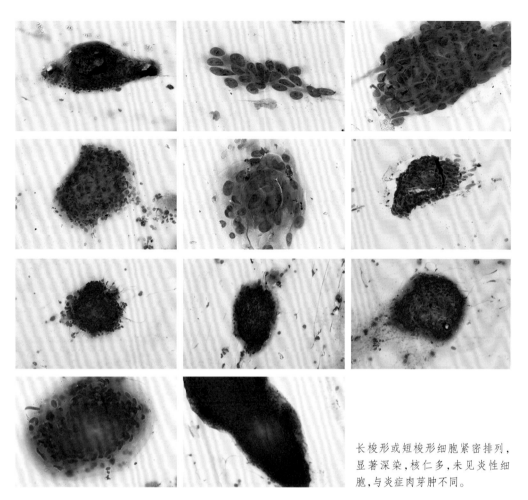

长梭形或短梭形细胞紧密排列，显著深染，核仁多，未见炎性细胞，与炎症肉芽肿不同。

图4-1-13　"肉芽肿样"鳞癌细胞

六、小细胞变异型

小细胞变异型是低分化的鳞癌(图4-1-14)。由来自巢或者大小不等岛的频繁有丝分裂和坏死的小形细胞组成。在细胞学样本中，恶性肿瘤细胞形态小、呈椭圆形、细胞边界清楚。细胞核大，核质比高，核染色质为粗颗粒状，核仁明显，有丝分裂象频繁，背景中常见坏死。小细胞肺癌和鳞癌小细胞变异型之间有很多形态相似，很难区分。小细胞变异型没有细胞核模型和拉伸结构。与小细胞癌不同，小细胞变异型的细胞边界、核仁清楚，细胞质边缘薄。

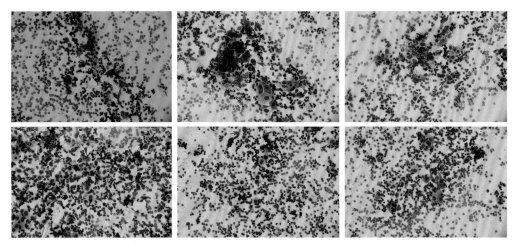

肿瘤细胞椭圆、形态小、边界清(红色箭头所示),部分细胞呈长梭形,形似小蝌蚪。核浆比大,核质粗颗粒状,多个细胞呈镜像,提示有丝分裂频繁。

图4-1-14　小细胞变异型鳞癌细胞

有时,癌肿的外周可见肉芽肿样结构。多见于高分化鳞癌。这类肉芽肿样结构多由上皮细胞或异形细胞呈同心圆状致密排列而成,细胞成分较单一,核润,通常无巨噬或组织细胞。在ROSE阅片时,需要将其与肉芽肿性疾病相鉴别,应格外注意肉芽肿的细胞构成及其形态,并注意其余视野内是否有可疑的异形细胞。不可武断,而应建议内镜医师继续活检取材。

病例4-1-2

患者,男性,84岁,咳嗽伴痰中带血半月余。胸CT见右肺上叶占位性病变,边界欠清,毛刺多,周边肺组织受压,纵隔淋巴结肿大(图4-1-15)。

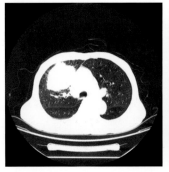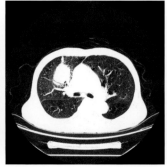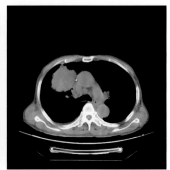

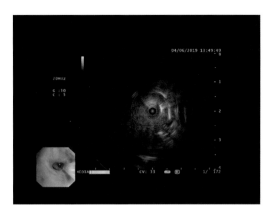

图4-1-15　胸CT

气管镜常规检查未见明显异常，RP-EBUS探及右上叶尖段B1a支内低回声区。于此处行TBLB。对最初的4块标本进行现场细胞学涂片，镜下见上皮细胞反应性改变，显著坏死伴中性粒细胞浸润，未见明显异形细胞(图4-1-16)。

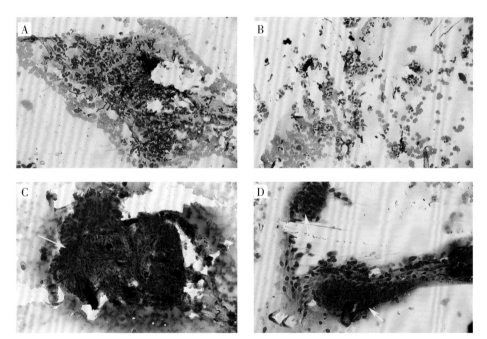

见较多中性粒细胞(图A和B中绿色箭头所示)，柱状上皮细胞反应性改变，基底储备细胞鳞化、不典型增生(图C和D中黄色箭头所示)。

图4-1-16　第1~4块活检标本细胞学涂片

继续活检，第5~6块标本见肉芽肿样结构伴坏死，少许异形细胞(图4-1-17)。

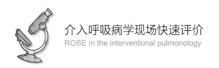

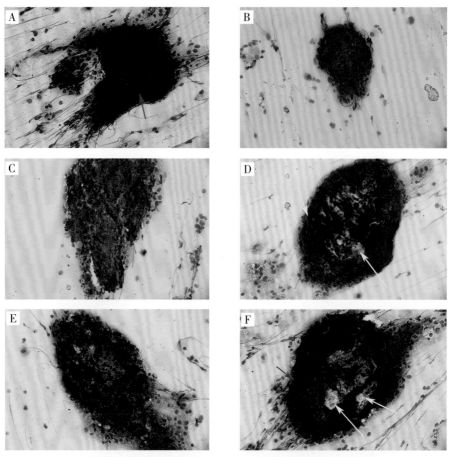

大量肉芽肿样结构,仔细观察可见部分类上皮细胞、大量纤维丝及形态较小的深染细胞(红色箭头所示),周围部分中性粒细胞,疑似为肿瘤细胞团诱发的肉芽肿样反应(图A、B、C)。另有部分肉芽肿样结构,外周围以深染小型细胞(红色箭头所示),考虑为鳞状细胞癌,中央白色膏状物(黄色箭头所示),考虑为鳞癌珠(图D、E、F)。

图 4-1-17 第 5~6 块活检标本涂片

继续活检,第 7~10 块标本见显著异形细胞,考虑为鳞状细胞癌(图 4-1-18)。

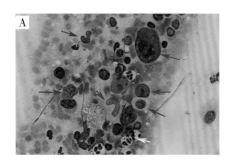

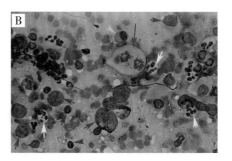

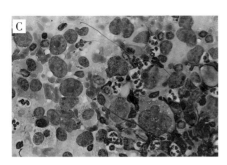
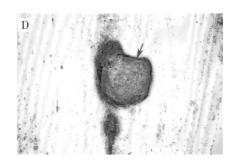

大量异形细胞(红色箭头所示),大部分裸核无浆,胞核大小不一、形态不一,核质不均匀,核仁大小不一、数目不一。部分异形细胞有白色或淡蓝色胞浆。个别细胞核呈栅栏状(图B中红色长箭头所示,100倍物镜下)。期间伴有较多中性粒细胞(黄色箭头)、淋巴细胞(图B中蓝色箭头)及浆细胞(图B中绿色箭头)。部分标本涂片见疏松细胞团,期间含大量乳胶样白色物质(图D中10倍物镜下),考虑为鳞癌细胞分泌的角蛋白。

图4-1-18　第7~10块活检标本涂片

病例4-1-3

患者,男性,85岁,发现肺占位2年余。

胸CT见左肺尖段占位,边缘不规则,有毛刺(图4-1-19)。

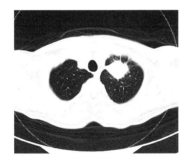
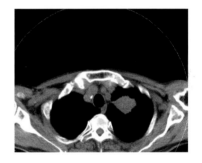

图4-1-19　胸CT

疑似肿瘤。患者高龄,拒行手术及放化疗,拟行局部治疗。病灶在左肺尖段,普通气管镜无法进入。电磁导航下进入(图4-1-20),引导鞘固定后RP-EBUS,见环形病灶。

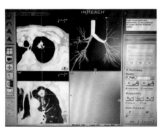
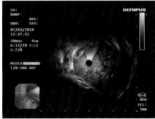
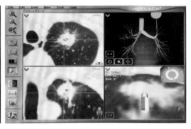

图4-1-20　电磁导航实时影像

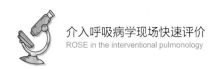

　　TBLB标本行ROSE，见非小癌细胞，鳞癌细胞可能（图4-1-21）。即对此处予微波治疗。实现诊、治同步化，免除二次麻醉手术的负担。

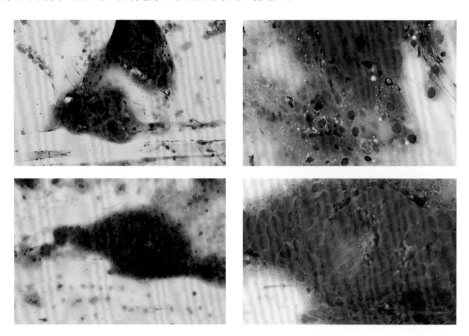

图4-1-21　异形细胞呈鳞片状排列，核大深染，考虑鳞癌细胞可能

病例4-1-4

　　患者，女性，58岁，咳嗽1月余，咯血2周。胸CT见右肺上叶后段斑片影，右肺门及纵隔淋巴结肿大（图4-1-22）。

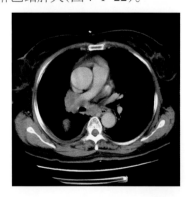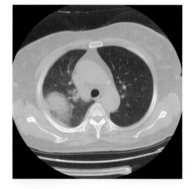

图4-1-22　胸CT

　　常规气管镜下见右上叶后段开口稍狭窄。此处气管黏膜活检涂片见大量巨噬细胞，胞浆内见泡沫、颗粒，部分中性粒细胞，柱状上皮反应性改变，未见异形细胞

（图4-1-23）。提示黏膜炎症反应，无肿瘤浸润。

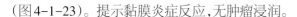
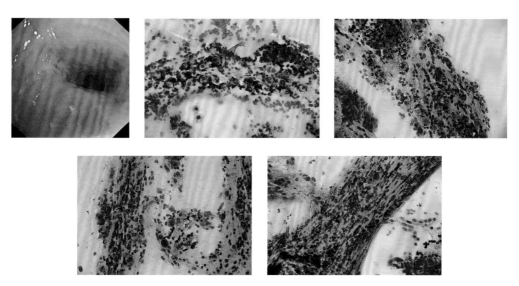

图4-1-23　气管镜下所见异常黏膜活检涂片

转而行CP-EBUS，超声见：10R，7组淋巴结可见低回声团块（图4-1-24）。第7组淋巴结行TBNA，喷片ROSE，前两针见坏死、肉芽肿样结构，未见异形细胞（图4-1-24）。

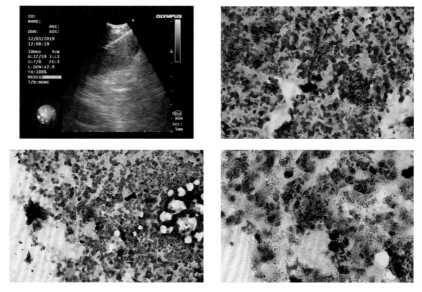

图4-1-24　EBUS-TBNA前2针针吸标本喷片

建议调整部位继续针吸活检，见小圆异形细胞，核仁明显（图4-1-25）。提示活检成功，针吸标本送病理检查。病理报中-低分化鳞癌。

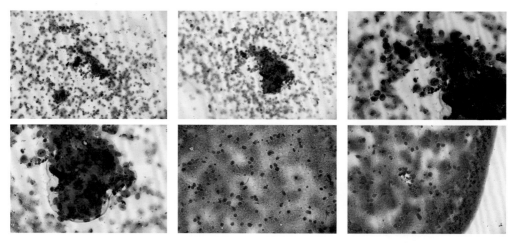

图 4-1-25　小圆异形细胞

EBUS调整位置后TBNA针吸标本ROSE。所见小圆细胞,胞核质地温润,核仁明显,不符合小细胞特征。细胞聚集成团,核深染,不符合淋巴瘤特点。考虑非小细胞肿瘤可能,仅据细胞形态难以分型。纵隔淋巴结转移性肿瘤分化程度通常较原发病灶更低,导致细胞学评判困难。

第二节　肺腺癌的细胞学表现

肺腺癌是有腺状分化的恶性肿瘤,伴或不伴黏液分泌。

高-中分化腺癌的腺泡状类型在组织学结构上,由大小不等的恶性肿瘤细胞组成腺状或管状结构,这些细胞通常是圆的,也有从方形到多边形的,细胞可清楚或可不清。细胞核大,呈偏心性,核仁突出,染色质为细颗粒状,核膜光滑或者不规则,细胞质量多变,中等到丰富的、苍白的、束状、泡沫状、多泡的或者有液泡形成类似印戒细胞。在腺癌细胞浆内,有时可见嗜酸性颗粒。肿瘤向周围组织侵袭,也可以通过肺泡内播散引起肺泡内转移。腺癌也可沿着肺泡壁生长与细支气管肺泡癌的贴壁生长模式类似。一些腺癌会分泌大量的黏液,恶性组织碎片漂浮在黏液中。

低分化癌表现为大量的恶性肿瘤细胞增殖,却没有腺泡结构形成,细胞核有多形性倾向。有丝分裂频繁出现,细胞质内的透明样变可见。广泛的坏死会引起空洞和大量炎性物质渗入。没有明显的腺状分化,低分化腺癌常被认作是小细胞或者大细胞癌。仅仅根据细胞形态特点,很难准确判断细胞类型,尤其是低分化癌,因此免疫组织化学检测是必要的。

在低倍镜下可观察到腺癌细胞常聚集成团片状。癌细胞较大,类圆形,成堆、成团分布。当镜下见团片状或岛状分布的细胞团,支持腺癌诊断(图4-2-1)。

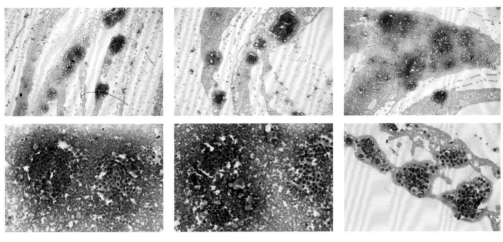

图4-2-1 腺癌细胞团

肺腺癌常见的细胞形态类型有以下九种。

一、"珠圆玉润形"

"珠圆玉润形"是高分化腺癌细胞的典型特征(图4-2-2)。细胞核大,胞浆丰富、有空泡,呈"高分泌样"或"印戒样"。核仁大而清楚,可多个。

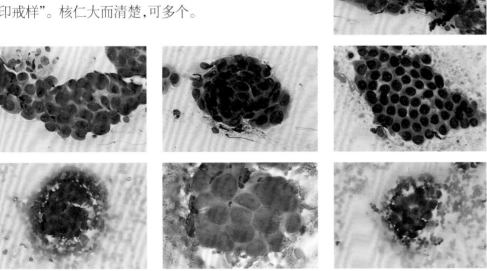

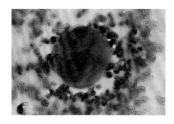
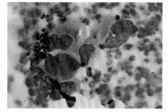
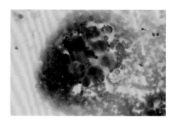

图 4-2-2 "珠圆玉润形"腺癌细胞

核大深染,圆润丰满,边缘光整;胞浆质润丰富,Diff-Quick 染色常被染成蓝色。腺癌细胞常聚集成团,在细胞涂片上可见多个细胞团,似岛屿状,甚至排列成腺管样结构。

二、"小家碧玉形"

"小家碧玉形"腺癌细胞呈"类腺细胞样"或"类组织细胞样",细胞偏大,形态轻度异常,核略大,染色略深,胞浆较丰富,但呈白色胶水样,多散在或松散堆集(图4-2-3)。应与腺上皮增生、组织细胞及巨噬细胞鉴别。

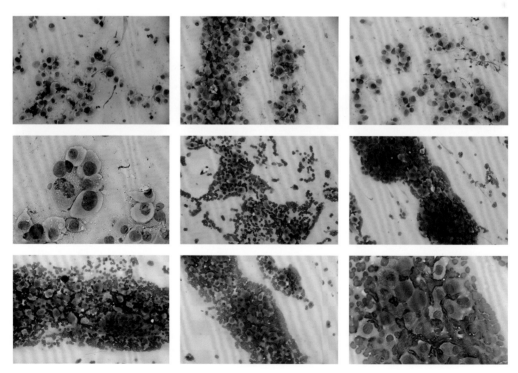

图 4-2-3 "小家碧玉形"腺癌细胞

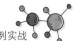

三、"葡萄串形"

　　腺细胞增殖成团,紧密排列,似葡萄串。胞核深染,胞浆偏蓝,提示蛋白表达活跃。部分病例,胞核染色浅淡,胞浆丰富着色浅淡,多为腺瘤样增生或高分化腺癌细胞,匍匐贴壁生长(图4-2-4)。独立的细胞与杯状细胞和噬脂细胞相似。

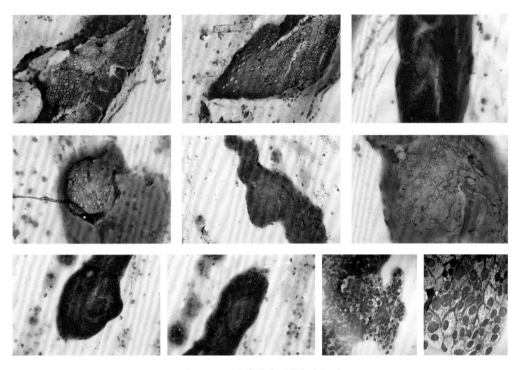

图4-2-4　"葡萄串形"腺癌细胞

四、"瓜子形"

　　"瓜子形"腺癌细胞相对较小,核深染,形似瓜子(图4-2-5)。

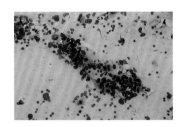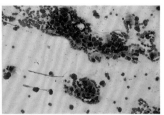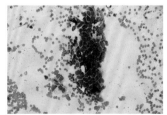

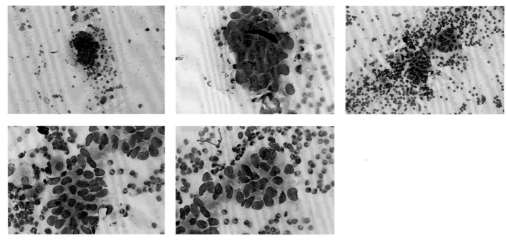

图4-2-5 "瓜子形"腺癌细胞

五、"巨泡形"

"巨泡形"腺癌细胞,多见于黏液型支气管肺泡腺癌(图4-2-6)。

细胞学涂片见大量泡沫样巨形细胞,胞核形态、染色基本正常,胞浆极其丰富,染色淡,内含大量空泡,鲜有黑色颗粒物。这些细胞独立或者以合胞体的形式存在,与泡沫样巨噬细胞有显著差别:①胞浆内无吞噬的黑颗粒;②涂片背景干净,无明显粉红色的蛋白或脂质渗出物,而大量的巨形细胞的胞浆内却有丰富的空泡,推测胞浆内的空泡是巨形细胞的合成物在染色过程中溶解所残留的囊泡。③大多数巨形细胞紧密聚集成团,而巨噬细胞通常单兵作战,即使趋化聚集,细胞间常保留有距离。鉴别的要点在于巨泡形腺癌细胞有深染的细胞团,成囊状或葡萄串,细胞团中的单个细胞较小,核小深染,核周不着色,核浆比基本正常,胞浆外周深染蓝色。总体形态倾向腺癌细胞。在细胞团周边常聚集有泡沫样巨细胞,在两者之间有形态渐变的中间态细胞。由此推测,细胞团是泡沫样巨细胞的母细胞,细胞团内的小形深染细胞分化演变成巨大的泡沫样细胞,在较少的增殖代数内即分化成巨泡形腺癌细胞。

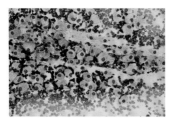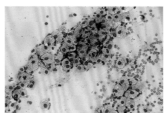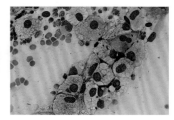

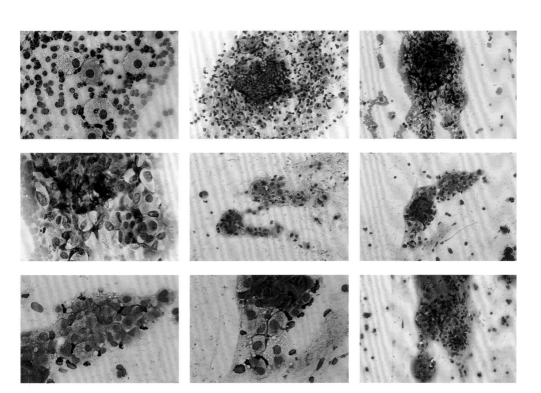

图4-2-6　"巨泡形"腺癌细胞

六、"小圆形"

一般认为,"小圆形"细胞是非黏液肺泡腺癌细胞,形态小,呈圆形或方形,细胞边界不清,细胞质缺少、苍白或稠密,核浆比高。有时可见微小液泡,圆或椭圆的细胞核,核膜光滑,偶尔有轻微的不规则表现。核染色质呈粉末到细颗粒状。核仁可能是单个的、大的、明显的,也可能是多个的、小的。非黏液肺泡腺癌的单个细胞与肺泡组织细胞极其相似(图4-2-7)。

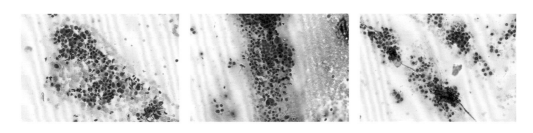

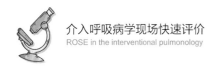

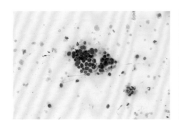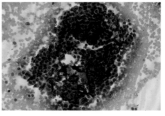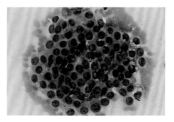

图4-2-7 "小圆形"腺癌细胞

从形态学特色上,很难区分良性反应性改变的肺泡上皮细胞与腺癌细胞。开放花瓣结构的组织块,扇形边界,显著的核仁,以及分泌泡在两种细胞中都可见到。反应性Ⅱ型肺泡细胞中通常没有核内包涵体。提示反应性改变的肺泡上皮细胞的特点有:在反应性改变的标本中异常细胞的数量通常很少、炎性背景、反应性改变的细胞形态多变,退化的细胞核改变,细胞间窗,以及典型的大头钉形态(图4-2-8)。另外,一旦原发病愈合后反应细胞也会消失。

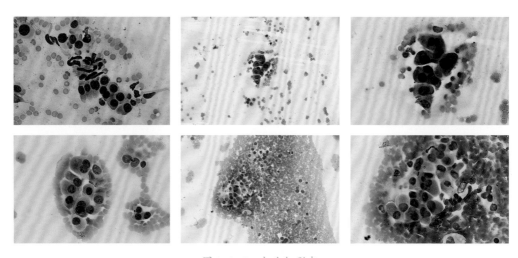

图4-2-8 大头钉形态

七、"肉芽肿样"

腺癌细胞也可形似类上皮细胞,排列似肉芽肿(图4-2-9),细胞形态不大,但深染明显,聚集成团。其间无炎症反应或炎性细胞聚集,以此可与真正的炎症肉芽肿相鉴别。

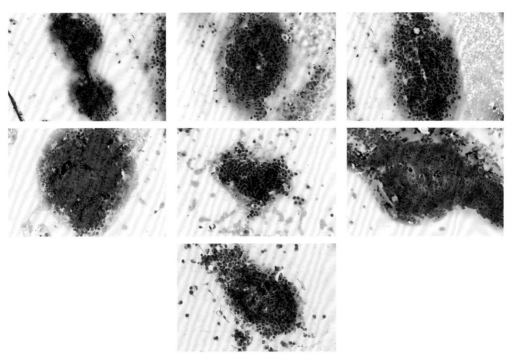

图4-2-9　腺癌细胞形似类上皮细胞,排列似肉芽肿

八、"滚雪球形"

腺癌细胞克隆常聚集成团,呈圆球形,形似从高山滚落的雪球,多见于高分泌腺癌(图4-2-10)。

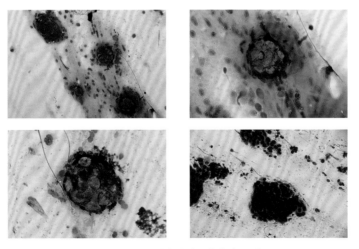

图4-2-10　"滚雪球形"腺癌细胞

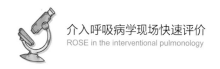
九、"裸核形"

"裸核形"腺癌细胞是最不易辨识的腺癌细胞。细胞无浆,或浆少呈蓝色,无核仁,形态小、相对均一,易误认为淋巴细胞或小细胞癌。可见于乳头状黏液腺癌,背景中多黏液和砂粒体(图4-2-11)。

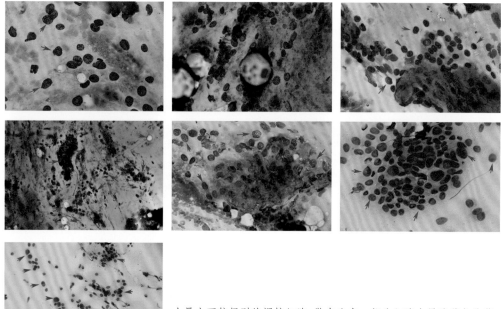

大量小而较规则的裸核细胞,散在分布。部分细胞少量淡蓝色胞浆,聚集成团。涂片背景中见大量砂粒体。红色箭头示腺癌细胞,蓝色箭头示砂粒体。

图4-2-11 "裸核形"腺癌细胞

病例4-2-1

患者,女性,53岁,因咳嗽5天就诊。胸CT示左下渗出影,右下薄壁空洞,呈花环状。胸膜受牵拉(图4-2-12)。临床诊断:左下肺炎;右下空洞,肿瘤可能。

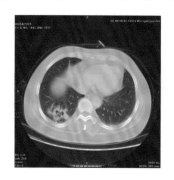
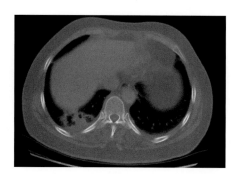

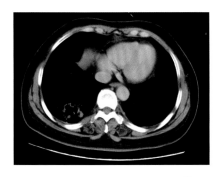 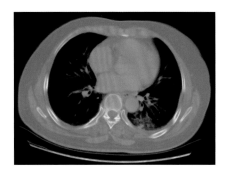

图4-2-12　胸CT

气管镜检见左下支气管黏膜充血水肿,管腔脓性分泌物。右下支气管腔未见异常,予RP-EBUS。右下外基底段超声见环形低回声(图4-2-13),行TBLB,ROSE见上皮细胞反应性改变,杯状细胞增生,较多泡沫样巨噬细胞,未见明显异形细胞(图4-2-13)。

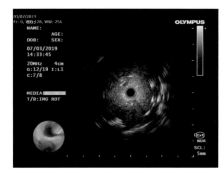

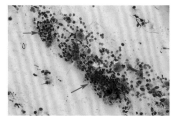 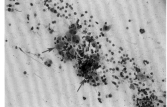 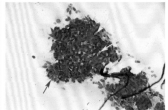

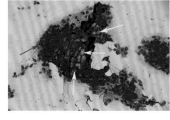

纤毛柱状上皮细胞核大深染,呈反应性改变(蓝色箭头所示),杯状细胞增生(黄色箭头所示),较多巨噬细胞(绿色箭头所示),胞浆泡沫样物。未见明显异形细胞或粒细胞。提示此部位非肿瘤非感染性病变,与术前预判不符,建议更换活检部位。

图4-2-13　右肺下叶外基底段TBLB细胞学涂片

改换到后基底段行RP-EBUS,亦见偏心低回声区(图4-2-14),行TBLB,ROSE见大量高分化腺癌细胞。

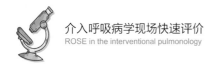

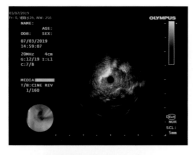
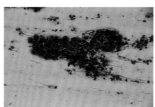
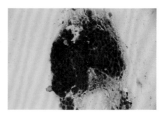

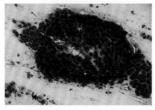

大量核大深染腺癌细胞,胞浆丰富、淡染蓝色,癌细胞聚集成团或排列成腺管样结构。

图4-2-14　后基底段活检细胞学涂片

病例4-2-2

患者,女性,61岁,因体检发现左下叶环形病变2年,复查较前增大1周就诊。无咳嗽咳痰。胸CT示左下外基底段环形病灶(图4-2-15)。

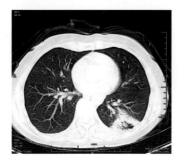
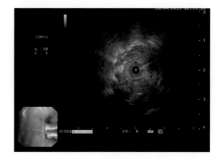

图4-2-15　胸CT与EBUS影像

气管镜RP-EBUS于左下外基底段探及低回声病灶,于此处行TBLB,ROSE见大量体积巨大的细胞,胞浆丰富、淡染,含大量空泡,形似拥挤成片的巨噬细胞。胞内鲜有吞噬颗粒。在巨型细胞中散在分布深染的细胞团,成小葡萄串样,在这些深染细胞团周边常聚集有泡沫样巨泡形细胞,在两者之间有形态渐变的中间态细胞(图4-2-16)。考虑为肺泡腺癌,Ⅱ型上皮细胞来源可能。后行外科手术切除,术后组织病理报腺癌。

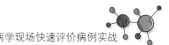

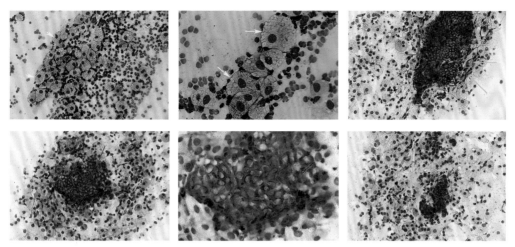

大量泡沫样巨泡形细胞(黄色箭头所示),其间散在深染细胞团(红色箭头所示),在细胞团外围见中间态细胞(绿色箭头所示)。

图4-2-16　细胞学涂片

病例4-2-3

　　患者,女性,54岁,确诊肺腺癌伴骨转移1年余,EGFR基因19号外显子突变,曾行靶向治疗快速耐药,后予放射治疗,左上叶受照区病灶缩小。因持续发热2周入院。抗感染效果欠佳。复查CT示左下肺实变(图4-2-17)。血中白细胞计数略高,降钙素原正常。

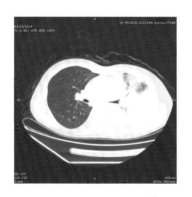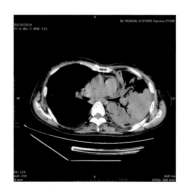

图4-2-17　胸CT

　　还行气管镜检查,见左主支气管远端及左上叶开口浸润性改变,左下叶外基底段开口闭塞。于左下叶外基底段开口活检。ROSE见腺癌细胞,较多坏死背景,未见中性粒细胞或巨噬细胞(图4-2-18)。据此判断发热与肿瘤进展相关。

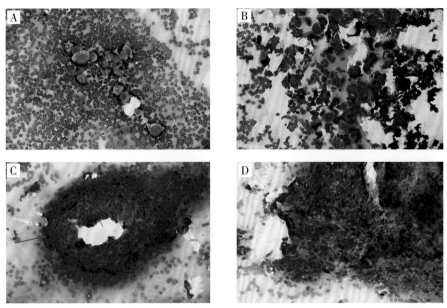

图A和图B:见散在分布的核大异形深染细胞,胞浆丰富(红色箭头所示)。图C:部分异形细胞排列成腺管样结构。考虑腺癌。图D:背景见大量坏死,未见炎性细胞。

图4-2-18 细胞学涂片

病例4-2-4

患者,女性,60岁,咳嗽3天,咳痰2天,发热1天。

临床诊断:①流行性感冒甲型重症;②支气管肺炎;③弥漫性肺部空洞病变待查。胸CT示双肺多发小空洞样病变(图4-2-19)。气管镜检查报告:①镜下未见明显异常;②RP-EBUS探及左B10a支内偏心低回声区。于此处行TBLB,得少量标本。ROSE见少许核大深染细胞,胞核畸形、不规则,胞浆丰富。部分坏死灶,少量泡沫样巨噬细胞(图4-2-20),高度疑似"巨泡形"腺癌。

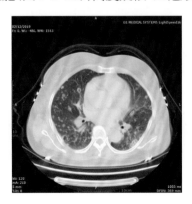
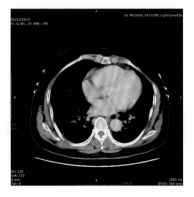

图4-2-19 胸CT

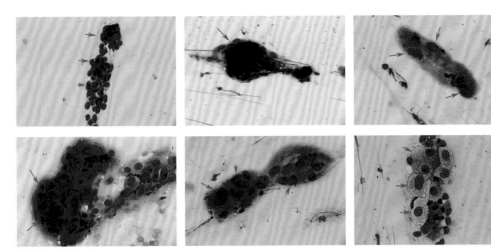

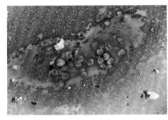

红色箭头示异形细胞,蓝色箭头示泡沫样巨噬细胞。泡沫巨噬细胞聚集成团,排列紧密,胞浆内较多空泡,无明显被吞噬的颗粒,其周边无其他炎性细胞或异物颗粒。提示巨噬细胞吞噬了含脂丰富的黏液类物质或该细胞本身分泌了较多黏液,推测该处组织含高分泌细胞。多见于腺癌。

图4-2-20 细胞学涂片

病例4-2-5

患者,女性,72岁,间断发热乏力1月余,发现肺部阴影10余天。

胸CT见左上肺下舌叶、右上肺前段多发结节占位影,边缘不规则,胸膜牵拉明显,强化明显,纵隔淋巴结未见明显肿大(图4-2-21)。

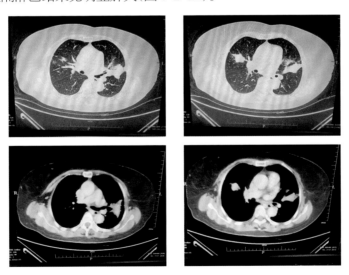

图4-2-21 胸CT

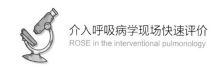
气管镜检查报告：①常规镜下未见明显异常。②RP-EBUS超声所见左上肺下舌叶、右上肺前段(3a)内探及低回声区。于此处行TBLB,涂片见大量异形细胞,密集成团,细胞不大,形态各异,呈多样性(图4-2-22)。提示腺癌可能。

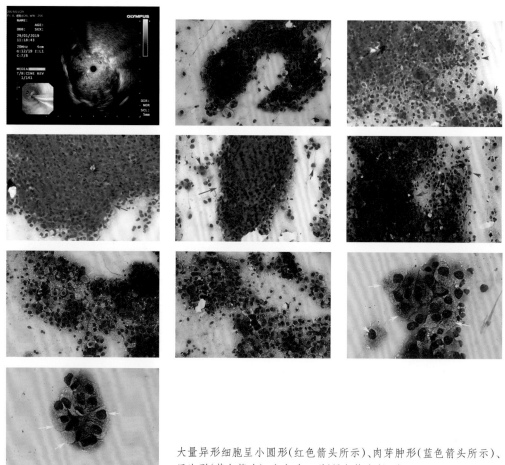

大量异形细胞呈小圆形(红色箭头所示)、肉芽肿形(蓝色箭头所示)、巨泡形(黄色箭头)、小家碧玉形(绿色箭头所示)。

图4-2-22　RP-EBUS及细胞学涂片

病例4-2-6

患者,女性,61岁,体检发现肺部阴影2月余。

胸CT示右肺上叶团片影,分叶,界欠清(图4-2-23)。磁导航气管镜检查,电磁导航引导鞘管到达病灶后,小探头确认可见低回声环形病灶。

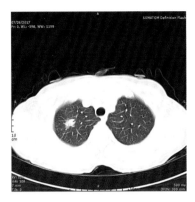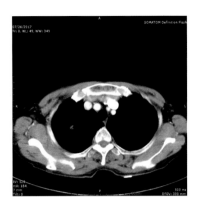

图4-2-23　胸CT

行TBLB,细胞学涂片见核大深染的异形细胞(图4-2-24),考虑腺癌可能。组织病理报"右上尖段"腺癌,以贴壁生长为主。

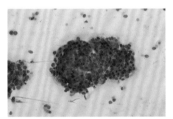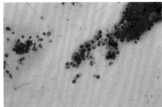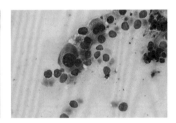

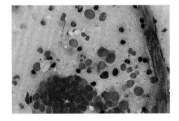

异形细胞呈核大深染、胞浆丰富,显著区别于周围的上皮细胞。部分细胞聚集成团。

图4-2-24　细胞学涂片

病例4-2-7

患者,男性,66岁,体检发现左肺结节20余天。胸CT示左上叶条索状片影,疑似肿瘤(图4-2-25)。磁导航气管镜检查,电磁导航引导鞘管到达左上尖段病灶后,小探头确认可见低回声环形病灶。

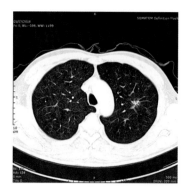
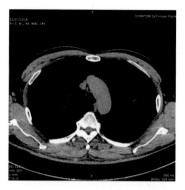

图4-2-25　胸CT

　　ROSE见大量胞浆丰富的异形细胞及少许多核巨噬细胞、肉芽肿(图4-2-26)，考虑腺癌可能。组织病理报"左上叶尖段"数块肺组织，肺泡上皮增生伴轻度异型，间质纤维组织增生，局灶出血、渗出，组织细胞反应，不典型腺瘤样增生或癌难以完全排除。

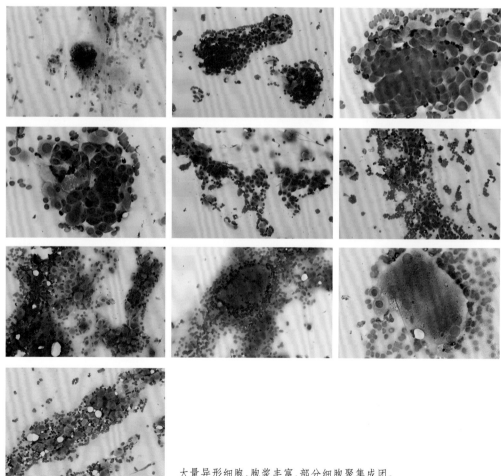

大量异形细胞,胞浆丰富,部分细胞聚集成团。

图4-2-26　细胞学涂片

病例4-2-8

患者,男性,77岁,咳嗽、咳痰伴劳累1年,加重1周。胸CT见左上叶亚实性磨玻璃影(图4-2-27)。

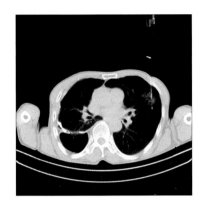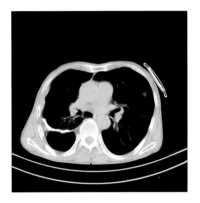

图4-2-27　胸CT

CT引导下经皮肺穿刺活检。ROSE见腺癌细胞(图4-2-28)。提示经皮肺穿刺活检成功。

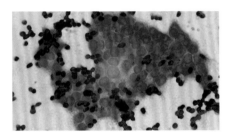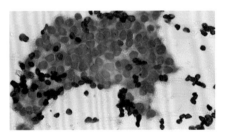

大量轻微的核大深染细胞聚集成团,单个细胞仅轻度异形,难以定性。但团内异形细胞的核大小、形态不一,胞浆较丰富,且类似的异形细胞团数量较多,则倾向肿瘤,多见于原位癌或早期浸润癌。

图4-2-28　ROSE

病例4-2-8由贵州航天医院廖江荣主任、王云医师提供。

 病例4-2-9

患者,女性,62岁,反复咳嗽咳痰2个月。当地医院胸CT报左肺上叶炎症,右肺下叶小结节,双侧胸膜反应。气管镜检查提示左肺上叶炎症。其余具体不详。症状持续,转来我院。胸增强CT见左肺上叶炎症性病变伴肺野实变,右肺上叶微小结节,硬结灶可能(图4-2-29)。

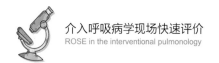
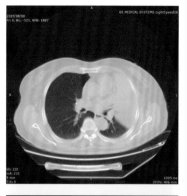
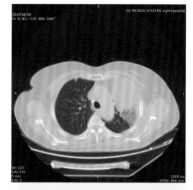
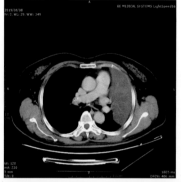
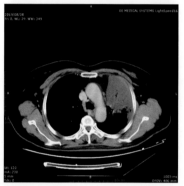
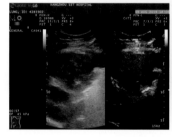
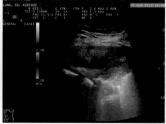
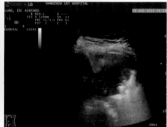

图4-2-29 胸CT及超声造影

予超声造影,左肺上叶实变区见造影剂缓慢充填。B超引导下经皮行左肺上叶实变区穿刺活检,ROSE见大量异形细胞,小而规则,部分裸核,部分少量胞浆,呈淡蓝色(图4-2-30)。涂片背景中可见大量砂粒体。砂粒体多见于乳头状甲状腺癌或乳头状肺黏液腺癌。

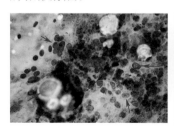
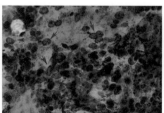
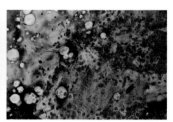

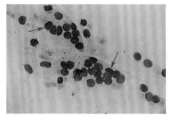
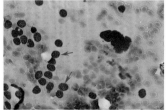
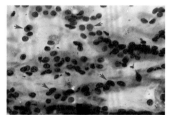
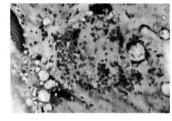

红色箭头示异形细胞,蓝色箭头示砂粒体,绿色箭头示淋巴细胞。组织病理报腺癌。外科手术标本病理报周围型黏液腺癌。

图4-2-30 肺穿刺细胞学涂片

病例4-2-10

患者,女性,37岁,咳嗽伴消瘦4月余,胸闷半月余。伴体重减轻,夜间盗汗,无发热。既往曾从事服装、木工工作。当地医院就诊,胸CT见双肺弥漫性结节、空洞(图4-2-31),结核菌素试验强阳性,曾予HRZE 4联强化抗结核1月余,症状无缓解,活动后气促加重,复查胸CT,病灶较前进展。转某省级医院,颅MRI见双侧脑实质多处病灶,转移瘤可能。全身骨显像见双侧肋骨多处代谢活跃。气管镜检查未见异常,经皮肺穿刺活检,病理检查未见异常。

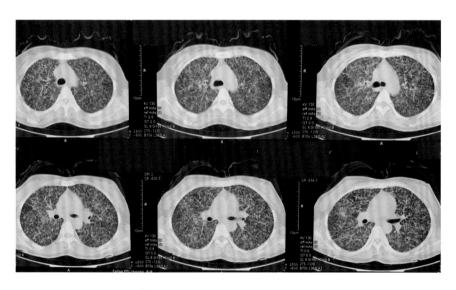

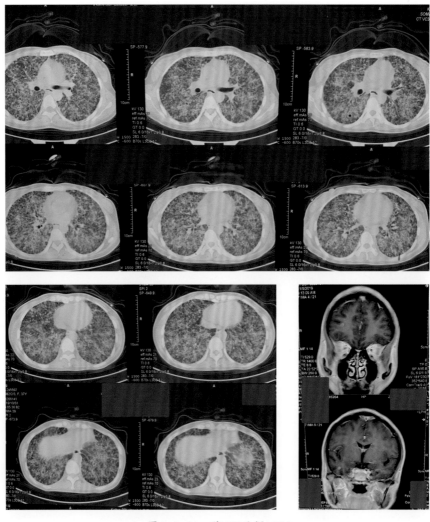

图4-2-31 胸CT及颅MRI

为明确诊断,转来我院。血常规正常,血沉29mm/h,自身抗体、血管炎抗体阴性,血、尿中淀粉酶、脂肪酶高,血CEA、CA125、NSE高。HIV阴性。予结肠镜检查,距肛门40cm片见黏膜隆起,扁平无蒂,直径6mm,病理报结肠黏膜炎症伴息肉样病变。

PET-CT见两肺弥漫性结节、斑片、空洞影,葡萄糖浓聚,右锁骨上区、纵隔及右侧肺门散在稍大淋巴结,葡萄糖浓聚。气管镜常规检查未见异常,于左下前、外、后基底段各冷冻活检1块。ROSE见大量异形细胞,直径差异大,核大深染,胞浆少,异形细胞倾向聚集成团,形似肉芽肿样结构(图4-2-32)。形态似低分化腺癌细胞。组织病理报腺癌,以微乳头状形态为主,伴肺泡腔内播散。

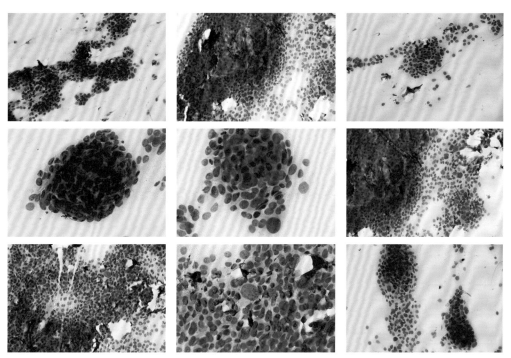

异形细胞大小不一,核大深染,胞浆少。

图4-2-32　细胞学涂片

病例4-2-11

患者,女性,47岁,因"体检发现两肺磨玻璃影半月余"入院。既往史:2017年外院行右侧乳腺增生手术,具体不详。无吸烟史。

2019年3月13日,胸部增强CT示右肺上叶、左肺上叶见磨玻璃结节,边界清,左肺上叶病灶较大,长径约14mm,其内密度欠均,增强后可见轻度强化,需警惕早期恶性病变。两肺散在斑片、条索影。两肺门及纵隔未见明显肿大淋巴结影。两侧胸膜未见明显增厚。两侧胸腔未见积液(图4-2-33)。

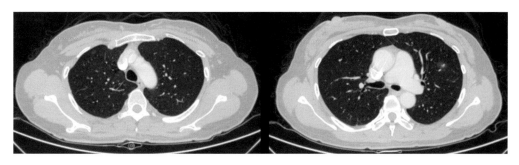

图4-2-33　胸部增强CT

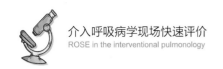

2019年3月15日,在全麻下行左肺上叶病灶(LB3ai)经电磁导航支气管镜冷冻肺活检术(ENB-EBUS-GS-TBCB)。ROSE见细胞呈方形或圆形,细胞核染色质细腻、核仁不明显,细胞之间黏附性差,无腺管、实性成巢团结构形成,倾向恶性或腺癌不能排除(图4-2-34)。提示精准活检成功,标本合格。

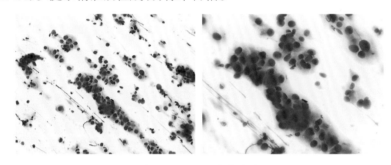

图4-2-34 细胞学涂片

组织病理报(LB3ai)少量肺组织、支气管黏膜,肺间质纤维组织增生,局部淋巴细胞浸润,小区肺泡上皮细胞不典型增生,肺泡腔内有大量巨噬细胞。

2019年6月18日,在全麻下行VATS左肺上叶切除术,手术病理报左肺上叶前段原位腺癌,非黏液型,结节中央局部细支气管上皮增生,大小为14mm×10mm×10mm。

病例4-2-11由上海交通大学医学院附属胸科医院孙加源、陈军祥医师提供。

病例4-2-12

患者,男,72岁,退休。因"胸闷气促进行性加重1月"到我院就诊。患者一般情况差,指脉氧饱和度为80%,活动后降至70%,使用高流量吸氧可维持在90%。胸CT见双肺广泛斑片渗出影(图4-2-35-A)。

半年前因"胸闷气促1周"在外院诊断为"两肺间质病变伴感染、呼吸衰竭"(图4-2-35-B),予以替加环素、比阿培南、莫西沙星、大剂量激素治疗后症状缓解,出院后间断呼吸机家庭治疗。但是复查胸CT示双肺渗出影并无明显吸收(图4-2-35-C)。

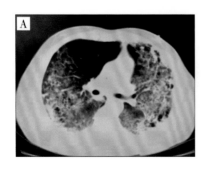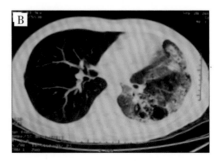

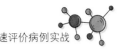

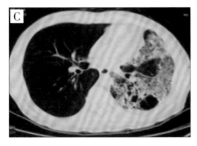

图A:本次入院时影像。图B:半年前治疗前影像。图C:半年前治疗后影像。

图4-2-35　胸CT

此次入院初步诊断:间质性肺病伴感染? 予舒普深、莫西沙星、卡泊芬净加强抗感染,激素冲击,丙种球蛋白加强免疫支持等对症治疗10天后无明显好转。予床边气管镜检查,见左主支气管黏膜肿胀,活检标本涂片见异形细胞,未见中性粒细胞、巨噬细胞增多(图4-2-36)。提示活检成功,诊断倾向腺癌,而非感染。即停用抗生素,并准备进行抗肿瘤治疗。

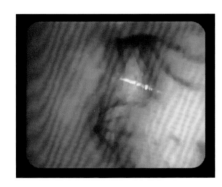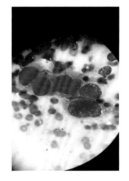

图4-2-36　气管镜下所见及细胞学涂片

病例4-2-12由无锡市第二人民医院呼吸与危重症医学科王洵博士提供。

第三节　小细胞肺癌的细胞学形态

一、"小个子"

小细胞肺癌的细胞个体相对较小,呈圆形、卵圆形或椭圆形、梭形,散在分布,胞浆少或裸核无浆(核浆比高),常见核分裂象,核质疏松,有的可见细颗粒,形似爆米花,无核仁(图4-3-1)。背景常见坏死。小细胞肺癌中的一部分属神经内分泌肿瘤,细胞核呈细颗粒状,形似播撒的"盐与胡椒粉"。

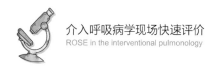

二、"棉花糖"

小细胞分化程度通常较低,坏死多,核质疏松,形似棉花糖,在涂片时胞核极易拖拉成丝(stretch artifacts),称"核丝"。

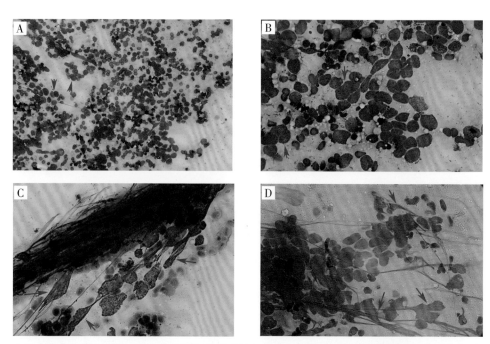

小细胞肺癌较常见的鳞、腺癌细胞小(图A),但仍比红细胞大,没有胞浆,细胞核疏松,染色较浅淡,没有核仁(图B,C),常见镜像细胞(红色箭头所示),提示细胞正在有丝分裂。小细胞分化较低,易坏死,胞核疏松(图C,D),涂片时易拖拉成丝(蓝色箭头所示)。有时胞核内见大量小颗粒,形似"盐与胡椒粉",提示神经内分泌癌可能(图C)。

图4-3-1　小细胞肺癌

(图D由贵州航天医院廖江荣主任、王云医师提供)

但是,细胞小、有核丝,并非小细胞肺癌所独有的特点。鳞癌有时也可见这些表现。当鳞癌细胞分化程度较低,细胞较小,且较多坏死,细胞学涂片时易误认为是小细胞癌。此时,为了鉴别,需全片浏览,寻找不支持小细胞的特点。通常,鳞癌的细胞学涂片总会有不少细胞长得像鳞癌细胞,且可见肿瘤细胞聚集成团。

病例4-3-1

患者,女性,55岁。胸CT示左肺门及左肺上叶占位,左上叶前段不张,纵隔淋巴结多发肿大。增强后可见肿块内部大块坏死,边缘强化明显。气管镜检见左上叶各段充血水肿,管腔狭窄。RP-EBUS于左上叶前段见低回声灶(图4-3-2)。

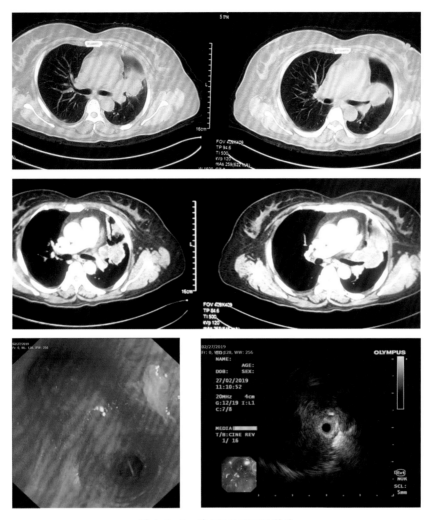

图4-3-2　胸CT及EBUS所见

黏膜钳取活检涂片,见纤毛上皮细胞反应性改变,细胞深染,外形增大,增生伴部分细胞坏死。基底储备细胞核大深染,成团片状,易误认为是鳞癌细胞(图4-3-3)。推测为上皮细胞应激,核酸被动员调整蛋白质表达谱,以适应环境剧变。数张涂片均未见诊断线索。但考虑到CT及气管镜下所见提示管腔外压狭窄,表浅黏膜细胞学未见异形细胞及其他诊断线索。建议进行纵深活检。

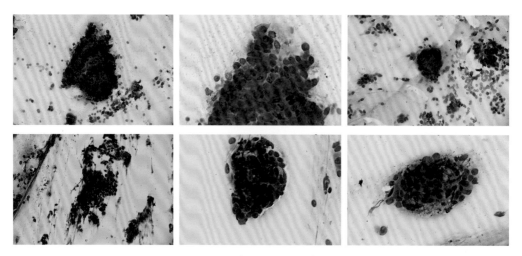

图4-3-3　表浅黏膜细胞学涂片

深入活检,见少量异形细胞,裸核伴有部分核丝(图4-3-4)。伴较多巨噬细胞。建议继续深入取材活检。

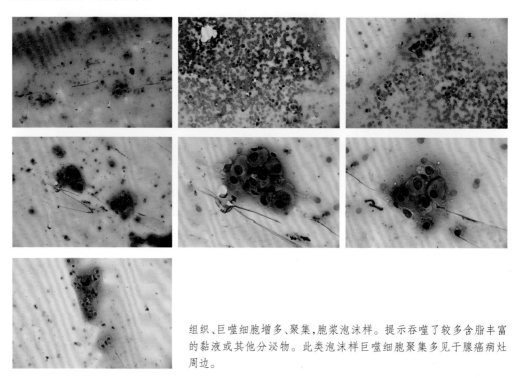

组织、巨噬细胞增多、聚集,胞浆泡沫样。提示吞噬了较多含脂丰富的黏液或其他分泌物。此类泡沫样巨噬细胞聚集多见于腺癌病灶周边。

图4-3-4　深入活检细胞学涂片

活检钳深入黏膜下层活检,涂片见大量异形细胞,小细胞癌可能(图4-3-5)。提示活检成功,标本合格。

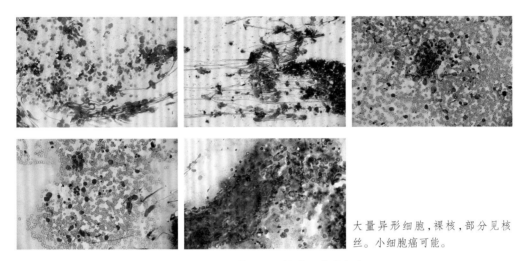

大量异形细胞,裸核,部分见核丝。小细胞癌可能。

图4-3-5　继续深入活检的细胞学涂片

病例4-3-2

患者,男性,53岁,咳嗽伴声音嘶哑半月。胸CT示左上尖段占位,尖段支气管开口闭塞,纵隔淋巴结稍大。气管镜检见左上叶尖段开口狭窄,黏膜浸润性改变(图4-3-6)。于该处活检。

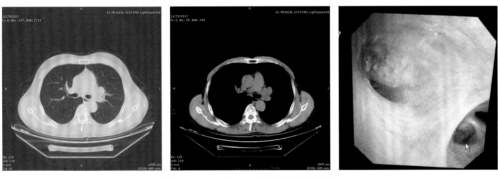

图4-3-6　胸CT及气管镜下所见

ROSE见大量异形细胞(图4-3-7),形态符合小细胞癌,提示肿瘤侵及黏膜,活检成功。

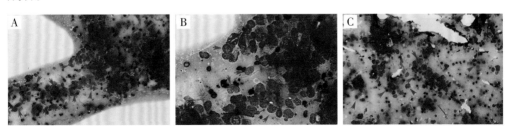

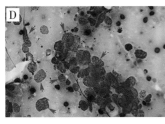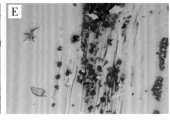

大量小细胞(红色箭头所示),无浆无仁,核质疏松,核内小颗粒。部分细胞核丝明显。蓝色箭头示纤毛柱状细胞。

图4-3-7 右上叶尖段细胞学涂片

病例4-3-3

患者,男性,76岁,因"咳嗽咳痰1月余,体检发现两肺结节1周"入院。既往史无殊,吸烟史800年支。

胸部增强CT示左肺上叶见一长径约12mm实性小结节,边缘不光整,明显强化,考虑恶性病变。右肺中叶见一长径约17mm肺大泡,周围伴磨玻璃密度影,考虑恶性病变可能。两肺散在斑片、条索影。两肺门及纵隔未见明显肿大淋巴结影。前纵隔见一低密度影,长径约25mm,无强化,边界光整,考虑囊肿可能。两侧胸膜局部增厚。两侧胸腔未见积液(图4-3-8)。

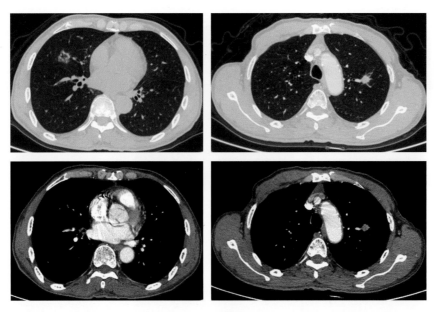

图4-3-8 胸部增强CT

在全麻下右侧病灶(RB4b)行冷冻肺活检(TBCB),ROSE见细胞异型显著,细胞核深染,染色质细腻可见核仁,胞浆丰富,倾向恶性或腺癌不能除外(图4-3-9)。提示活检成功,肿瘤考虑。

组织病理报告:找到恶性肿瘤细胞,腺癌可能。二代测序:21号外显子见错义突变L858R。

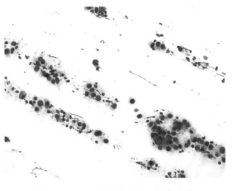

图4-3-9　右侧病灶细胞学涂片

左侧病灶(LB3ai)行ENB-EBUS-GS-TBLB,ROSE见大量显著异型细胞,成梭形、卵圆形、燕麦形,核大浆少,几近裸核,一般小于3个淋巴细胞大小,细胞核染色深,染色质细腻,可见拉丝。另可见少量细胞核较大,超过3个淋巴细胞大小,核染色偏浅,可见小核仁(图4-3-10)。提示肿瘤细胞,表明活检成功,标本合格。组织病理报告:见少量肺组织和个别肺泡上皮异型增生,其中少量小圆形恶性肿瘤细胞伴挤压伤,结合免疫组化考虑小细胞癌可能性大,但复合性小细胞癌不能完全除外。

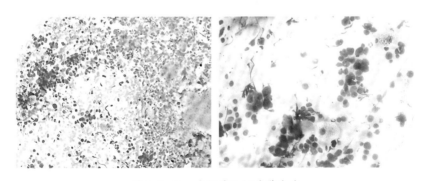

图4-3-10　左侧病灶细胞学涂片

病例4-3-3由上海交通大学医学院附属胸科医院孙加源、陈军祥医师提供。

第四节　淋巴瘤的细胞学表现

在正常肺组织内,淋巴组织沿支气管血管束分布,也分布于胸膜和肺泡间隔。肺内淋巴结主要分布于纵隔、双侧肺门和各级气道分叉处,被称为支气管相关淋巴样组织(bronchus-associated lymphoid tissue,BALT)。此外,在气道黏膜下层也有淋巴组织,这些处于免疫系统前沿阵地的淋巴组织是黏膜防御系统的重要组成部分,被认为

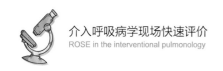

是广义的黏膜相关淋巴样组织(mucosa-associated lymphoid tissue,MALT)一部分。肺原发性淋巴瘤包括非霍奇金淋巴瘤、霍奇金淋巴瘤、浆细胞瘤等各种类型。

肺的原发性非霍奇金淋巴瘤非常罕见,约占所有肺原发性肿瘤的0.3%,约占所有淋巴瘤的1%。恶性程度较低的B细胞肺淋巴瘤是最常见的原发性肺淋巴瘤类型,主要发生于60岁以上人群,男女发病率相等。患者通常无症状,于偶然的胸部X摄片发现病灶。亦可有咳嗽、咳痰、痰中带血、发热、体重减轻、咯血等临床表现。在25%以上的患者中可出现胸腔积液。在免疫功能不全患者中,如免疫缺陷综合征患者、器官移植受体,恶性淋巴瘤发病率较高。部分淋巴瘤患者有自身免疫性疾病(如干燥综合征、类风湿性关节炎)或正在使用免疫抑制剂。淋巴瘤早期主发生于局部,较少出现全身多发转移,因此预后较好。30%的患者可能血液中有单克隆蛋白出现,10%~20%的患者有骨髓累及。肺淋巴瘤患者的肺实质内有密集型小淋巴样细胞浸润,沿淋巴管路、支气管血管束周围、支气管软骨以及胸膜分布,形成片状、结节状改变及间质受累,胸部影像学检查见孤立性结节或局限性浸润。黏膜相关淋巴样组织淋巴瘤累及气管、支气管黏膜和肺泡,以小淋巴样瘤细胞为主,浆细胞较多分散分布于淋巴细胞中(图4-4-1),导致气道狭窄或肺泡浸润实变。支气管相关淋巴组织淋巴瘤表现为大量淋巴滤泡及生发中心周围有淋巴瘤细胞,淋巴瘤细胞侵入并破坏淋巴滤泡。在大块组织中的淋巴瘤细胞主要是小淋巴细胞或浆细胞样淋巴细胞,偶尔有免疫母细胞和成熟的浆细胞在周边大量出现。弥漫性中心细胞样细胞是一类接近中等大小的,核膜不规则、苍白,胞浆略有增加的免疫单克隆细胞,也是这类淋巴瘤的特征细胞。而弥漫性大B细胞淋巴瘤的恶性淋巴细胞较大,约是邻近正常淋巴细胞的2~4倍(图4-4-2)。

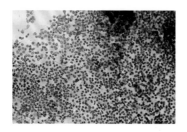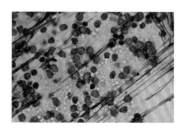

图4-4-1　MALT淋巴瘤细胞

(本图由天津医科大学总医院冯靖教授提供)

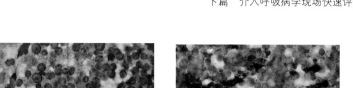

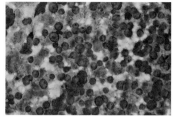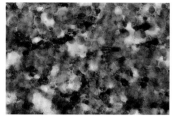

图4-4-2　弥漫性大B细胞淋巴瘤

（本图由天津医科大学总医院冯靖教授提供）

　　霍奇金淋巴瘤患者肺部病变可同时出现，亦可晚于淋巴结病变出现，可发展为肺部浸润、孤立性结节或多发结节，可单侧侧亦可两侧肺均有，可伴或不伴胸膜增厚。活检标本的ROSE比痰、支气管刷检或支气管灌洗液检查更有诊断意义。肺泡灌洗液标本检查可显著提高诊断率。霍奇金淋巴瘤细胞表现为以淋巴细胞和嗜酸性粒细胞为背景的典型的R-S细胞、单核霍奇金细胞、陷窝细胞以及"爆米花细胞"。诊断性细胞较少，易被忽略。

　　通常淋巴瘤细胞形态较单一，数量比正常淋巴细胞丰富，细胞小，形态较均一，与红细胞相似，坏死较少，极少见核丝，与小细胞肺癌细胞不同。淋巴癌细胞核较致密、核圆、核膜光滑，胞浆浅甚至透明，有的呈爆米花样，周边可见浆细胞和多形性淋巴细胞存在(图4-4-3)。但须认识到细胞学检查用于诊断肺组织标本的淋巴组织增生疾病有一定的局限性。

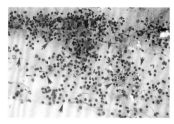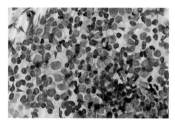

大量淋巴瘤细胞，核质不均，呈爆米花样。其间杂有少量中性粒细胞。红色箭头示淋巴瘤细胞，黄色箭头示中性粒细胞，绿色箭头示柱状上皮细胞。

图4-4-3　霍奇金淋巴瘤细胞

病例4-4-1

　　患者，男性，84岁。咳嗽咳痰1个月，反复发热11天。

　　胸CT示右肺中叶及右下叶内前基底段支气管闭塞，纵隔淋巴结肿大。支气管镜检见右中间支气管狭窄，黏膜肥厚，大量坏死物附着。清除坏死物后，右中叶及下叶开口黏膜充血肥厚,腔内大量黏液栓(图4-4-4)。

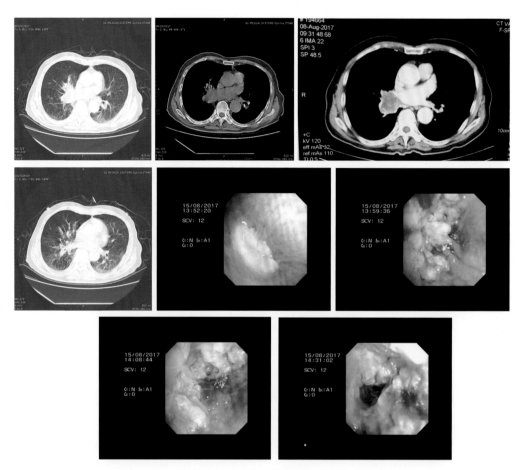

图4-4-4　胸CT及气管镜下所见

　　右中间支气管黏膜标本涂片,ROSE见大片碎屑样坏死,少许中性粒细胞,大量淋巴样细胞,无浆,核质不均,部分异形,少量淋巴样异形细胞坏死(图4-4-5)。

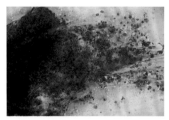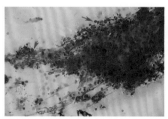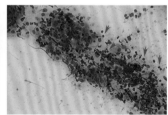

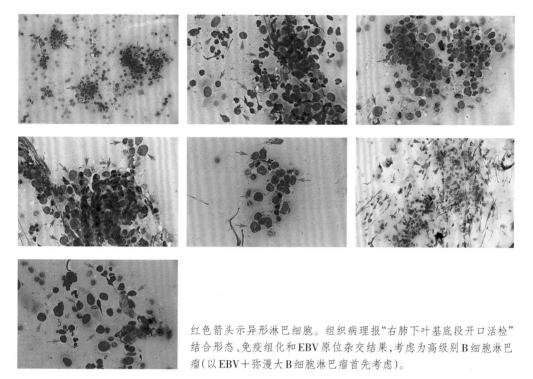

红色箭头示异形淋巴细胞。组织病理报"右肺下叶基底段开口活检"结合形态、免疫组化和EBV原位杂交结果，考虑为高级别B细胞淋巴瘤（以EBV＋弥漫大B细胞淋巴瘤首先考虑）。

图4-4-5　右中间支气管细胞学涂片

病例4-4-2

　　患者，男性，62岁，诊断B细胞肺淋巴瘤1年，放疗后气胸9月余，右侧留置胸导管1月余转来我院。胸CT示右侧气胸，右肺上叶、中叶实变，下叶膨胀不全（图4-4-6）。

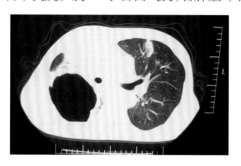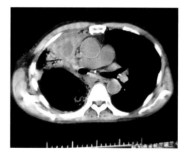

图4-4-6　胸CT

　　气管镜检见：①右B3b支新生物，双侧支气管黏膜慢性炎；②右B3b支超声探及低回声区。

　　于右B3b支行TBLB，ROSE见大量异形淋巴细胞及浆细胞，伴较多中性粒细胞（图4-4-7）。另见，较多肉芽肿样改变、多核巨噬细胞（图4-4-8）。结合病史及临床表现，

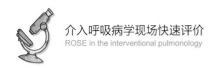
疑似淋巴瘤,伴慢性感染,分枝杆菌待排除。

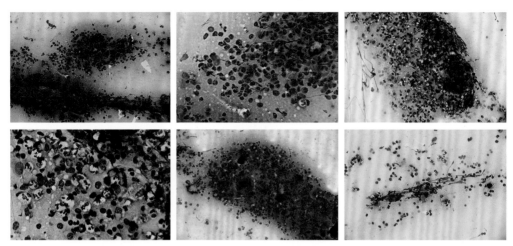

大量淋巴细胞及浆细胞,淋巴细胞大小无异常,但胞核显著异形,核质不均,呈爆米花样。大量浆细胞,形态未见明显异常。提示B细胞淋巴瘤可能。

图4-4-7 细胞学涂片一部

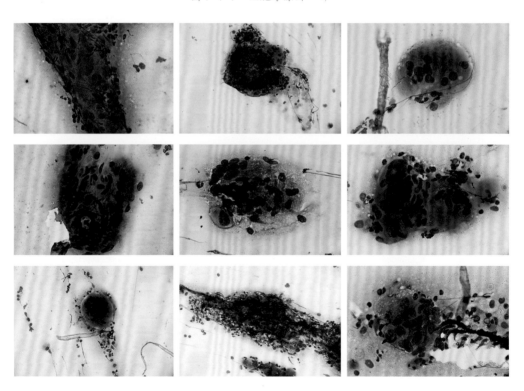

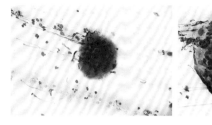
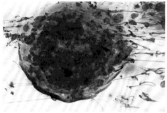

大量多核巨噬细胞,伴肉芽肿、坏死。

图4-4-8　细胞学涂片二部

病例4-4-3

患者,女性,38岁,体检发现气管狭窄1月余。

胸CT示气管左侧壁增厚并向管腔内突出。气管镜下见气管上中段黏膜有一个隆起,CP-EBUS探及低回声区,未见血管(图4-4-9)。

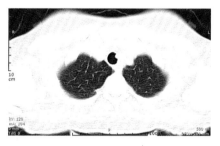
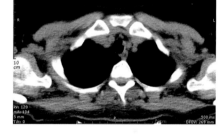
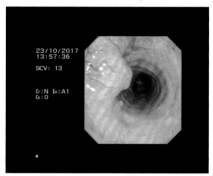
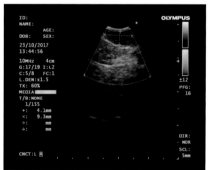

图4-4-9　胸CT及气管镜下所见

隆起部位活检,ROSE见大量淋巴细胞,成熟度不一,有少量肉芽肿样结构(图4-4-10)。提示活检成功,淋巴造血系统肿瘤可能。

组织病理报"气管上中段"数块黏膜组织,间质大量小淋巴细胞浸润,部分成片分布,结合免疫组化结果,淋巴造血系统肿瘤不能除外,建议基因重排。

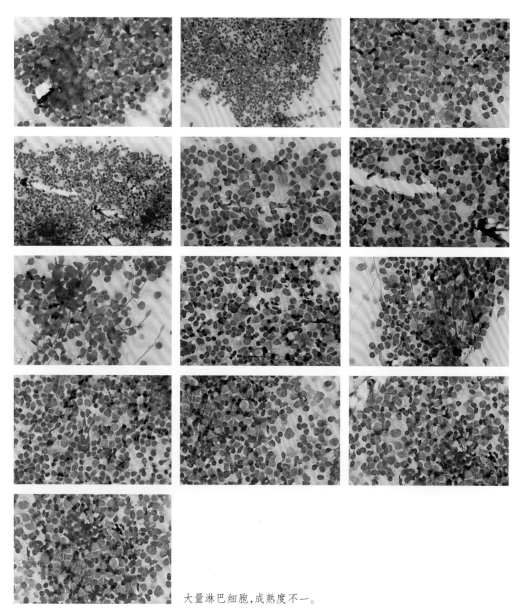

大量淋巴细胞,成熟度不一。

图4-4-10　细胞学涂片

病例4-4-4

　　患者,女性,28岁,发现右腋下淋巴结无痛性肿大1年,反复咳嗽咳痰半年。无发热,无咳血。

　　查体见右腋下淋巴结多发肿大,无压痛,无粘连。颈部淋巴结不大。双肺呼吸音清,未闻及干湿啰音。外周血白细胞、中性粒细胞不高。

　　胸CT见双肺上叶及右下叶基底段占位性病变,边缘毛刺,胸膜牵拉,右腋下淋巴结多发肿大,纵隔淋巴结未见明显肿大(图4-4-11)。

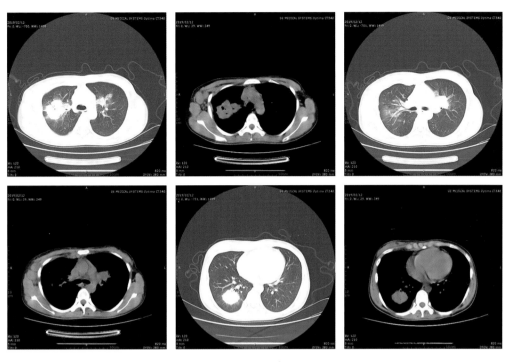

图4-4-11　胸CT

　　气管镜下行右下叶前基底段TBLB涂片见较多巨噬细胞、坏死及肉芽肿样结构,部分小圆形细胞(图4-4-12)。组织病理报右下叶基底段TBLB小块肺组织及纤维组织,内局灶肺泡上皮细胞及间质纤维组织增生。

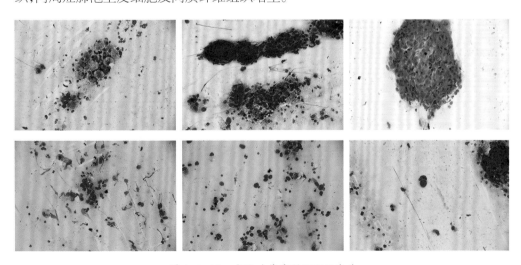

图4-4-12　右下叶基底段TBLB涂片

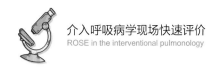
调整部位继续活检,于右上尖TBLB细胞学涂片见较多异形细胞,呈小圆形、裸核、不深染(图4-4-13)。考虑淋巴瘤可能。组织病理报右上叶尖段TBLB小块肺组织及纤维组织,内见圆形、类圆形细胞,片状、散在分布,胞浆丰富,少数细胞有轻度异型,间质见较多炎性细胞浸润。建议组化。腋下淋巴结活检示淋巴瘤。诊断为霍奇金淋巴瘤。

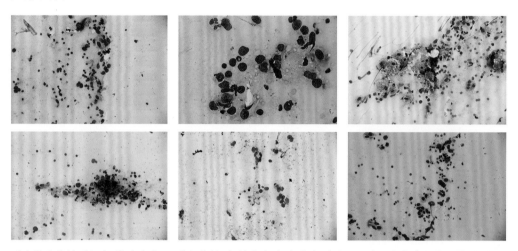

形态较小的异形细胞,散在分布,无浆且核异形,核成角畸形,似异形淋巴细胞。有较多巨噬细胞、纤维母细胞,提示慢性炎症吸收伴机化。但中性粒细胞未见增多。结合腋下淋巴结病理报告,肺部病变考虑淋巴瘤伴慢性非特异性炎症反应可能。建议多取标本送病理检查及流式分析。

图4-4-13　右上尖段细胞学涂片

第五节　恶性间皮瘤的细胞学表现

良性间皮组织块倾向于成团片状,常有自我折叠,蜂巢状结构是间皮扭曲的正常结构,正常的间皮组织中没有腺癌组织块的分支或肺泡结构。

在细胞学上的表现特征方面,间皮瘤和腺癌非常相似,有时甚至完全相同。

间皮瘤和腺癌都可有腺管状的结构、三维立体球型或有复杂分支的乳头状叶状体。典型的恶性间皮瘤表现为大量脱落的肿瘤细胞,两个或多个细胞成片分布,细胞间紧挨,甚至重叠。胞浆丰富,中央区深染,边缘区淡染。胞核质地较均匀,多呈现细或粗颗粒(图4-5-1)。

支持腺癌诊断的一个特点是有明显的多形性细胞核出现,这与间皮瘤细胞核的一致性不同。恶性间皮瘤细胞与正常或良性反应性间皮细胞相似,但恶性间皮瘤细胞的尺寸大、细胞核大,有明显的巨核仁以及稠密的细胞质。虽然上述细胞表现没有特异性,但却是恶性间皮瘤细胞的典型特征。

如果忽略这些常见的非特异性的细胞特征,则会导致鉴别诊断困难。组织化学、免疫组织化学染色和超微结构研究等辅助检查是确诊所必需的。

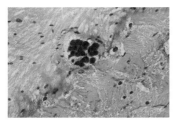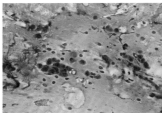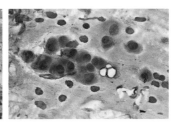

图4-5-1 恶性间皮瘤细胞

病例4-5-1

患者,男性,67岁,反复咳嗽、咳痰伴气急1年余,加重半月。

胸CT见右侧胸腔积液、纵隔肿物,上腔静脉及右肺动脉受压迫狭窄,右侧膨胀不全,左肺多发小颗粒、条索及斑片影,左下肺显著(图4-5-2)。

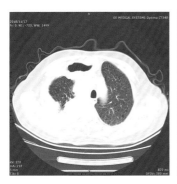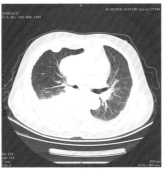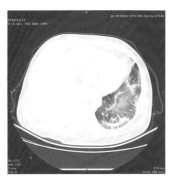

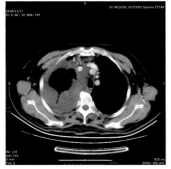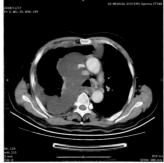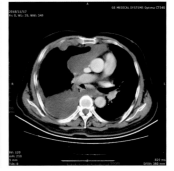

图4-5-2 胸CT

气管镜检见:①右上叶开口可见多枚结节;②右下叶基底段外压性狭窄(图4-5-3)。

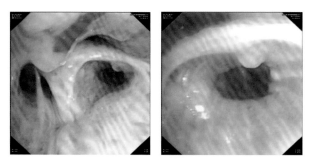

图4-5-3　气管镜下所见

结节活检,ROSE见散在异形细胞,核大深染,浆嗜碱中央区深染,形似腺癌细胞(图4-5-4)。结合CT影像示胸膜病变显著,所见异形细胞系间皮瘤细胞可能。此外,大量上皮细胞反应性改变伴增生聚集,中性粒细胞增多。

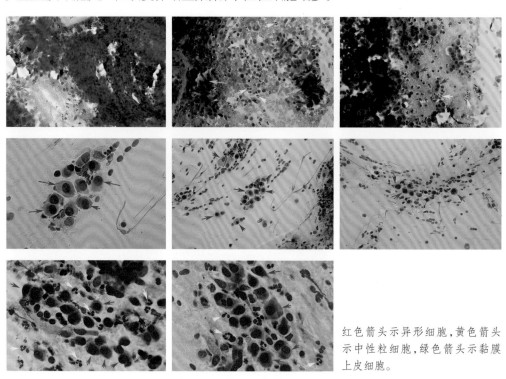

红色箭头示异形细胞,黄色箭头示中性粒细胞,绿色箭头示黏膜上皮细胞。

图4-5-4　黏膜细胞学涂片

组织病理报右上叶开口活检见黏膜慢性炎,间质内散在条索状嗜酸性上皮样细胞。一周后结合免疫组化,符合恶性间皮瘤诊断。

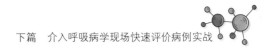

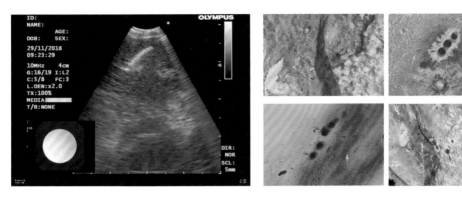

红色箭头示异形细胞,绿色箭头示无定形物。

图4-5-5　TBNA喷片

EBUS见4R组淋巴结区低回声影。TBNA见大片无定形物,少许异形细胞,胞浆丰富(图4-5-5)。

因气管黏膜活检标本组织病理初步报告未报恶性病变诊断。转行内科胸腔镜检查,见右侧胸腔内大量黄色胶冻样胸腔积液,壁层及脏层胸膜上广泛多发结节(图4-5-6)。活检标本呈胶冻样结节。

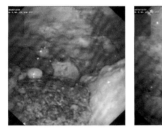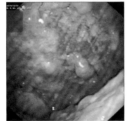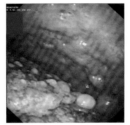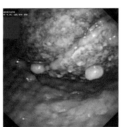

图4-5-6　内科胸腔镜所见

活检标本ROSE见大量黏液,少量核大深染异形细胞,细胞呈团片状分布,胞浆丰富、红染,周边胞浆淡染,部分异形细胞双核(图4-5-7)。提示活检成功,间皮细胞来源肿瘤可能,标本送组织病理检查。

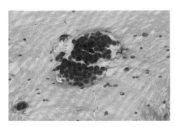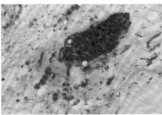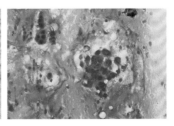

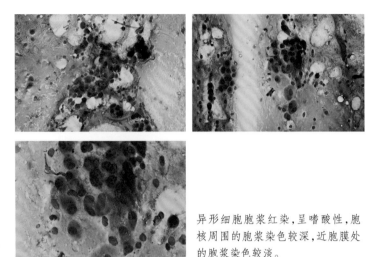

异形细胞胞浆红染,呈嗜酸性,胞核周围的胞浆染色较深,近胞膜处的胞浆染色较淡。

图4-5-7　胸腔镜活检细胞学涂片

组织病理见纤维结缔组织内圆形细胞巢状分布,胞质嗜酸性伴退变,细胞异形不显著,核分裂罕见,组织间质大量黏液,结合免疫组化,增生细胞为间皮细胞,符合黏液型高分化恶性间皮瘤诊断。

第六节　肺动脉肉瘤的细胞学表现

肺动脉肉瘤(primary pulmonary artery sarcoma, PPAS)是原发于肺动脉的恶性肿瘤。PPAS来源于肺动脉壁上的多潜能间充质细胞。间充质细胞具有多向分化能力,因此PPAS包含不同的病理类型,最常见的是平滑肌肉瘤和未分化型肉瘤。好发于肺动脉瓣附近的肺动脉干,其次是左、右肺动脉,沿着肺动脉的内膜、顺着血流方向生长,偶可穿透外膜,侵及主动脉、心包和纵隔。本病易远处转移,预后差。肺动脉CT和心脏超声具有重要诊断价值,但确诊依赖组织病理。当肿瘤位于左右肺动脉,可以在EBUS引导下通过气管镜针吸活检取材。

病例4-6-1

患者,女性,70岁,胸闷气急2个月。肺动脉CT见右肺动脉主干及分支充盈缺损(图4-6-1)。超声气管镜见右肺动脉壁内低回声区,少量血流通过狭窄的肺动脉(图4-6-2)。经支气管行肺动脉肿块针吸活检,喷片ROSE见少许异形细胞散在或聚集成团(图4-6-3)。

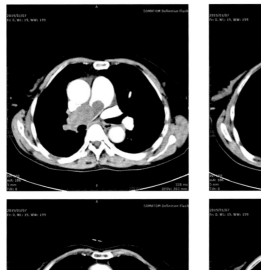
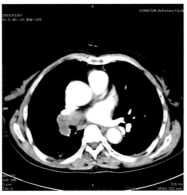
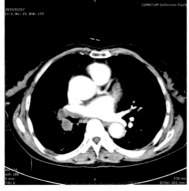
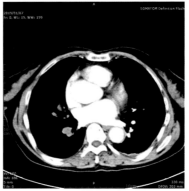

图 4-6-1　肺动脉 CT

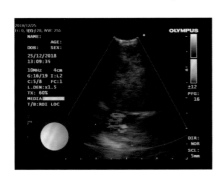
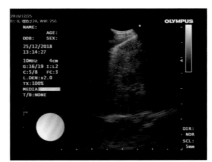

图 4-6-2　超声气管镜所见

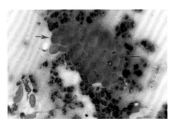
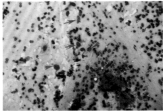
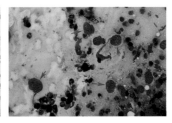

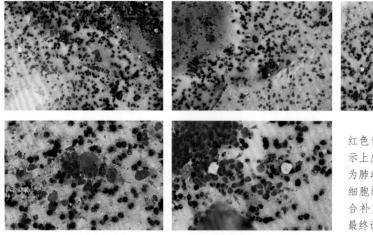

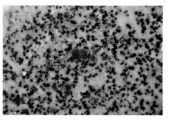

红色箭头示异形细胞,绿色箭头示上皮细胞。组织病理最终诊断为肺动脉肉瘤。组织病理报异形细胞增生伴坏死,倾向恶性。结合补充酶标,倾向肌源性肉瘤。最终诊断为肺动脉平滑肌肉瘤。

图 4-6-3　活检喷片

第七节　神经内分泌系统肿瘤的细胞学表现

神经内分泌细胞指的是某些在形态、细胞化学特点、功能上相似,能合成肽类激素的特殊细胞。这些细胞能够摄取外源性的胺类物质或其前体脱羧基产生肽类激素,也称为胺前体摄取与脱羧基(amine precursor uptake and decarboxylation,APUD)细胞。

神经内分泌细胞存在于人体的许多部位,可以分为两大类。一类是上皮内分泌系统,包括上呼吸道、下呼吸道、肺、甲状腺、胸腺、皮肤、乳腺、胃肠道、胰腺、泌尿系统。另一类是非上皮或神经内分泌,包括中枢神经系统和外周神经系统。

神经内分泌细胞来源的肿瘤包括典型类癌、不典型类癌、大细胞神经内分泌癌和小细胞癌。

一、呼吸系统的类癌

类癌,是神经内分泌细胞的低度恶性肿瘤,60%以上起源于胃肠道,约25%起源于肺。肺类癌约占所有原发性肺肿瘤的1%～2%,分为不典型类癌和典型类癌。典型类癌相对不典型类癌预后更好。类癌可位于气道中央或外周,中央型类癌大体上表现为气管内的息肉样肿块,覆盖类癌的支气管黏膜通常是完整的,肿块表面光滑,向管腔内生长,可向深部组织浸润生长,甚至穿越气管壁。少数中央型类癌细胞沿支气管壁生长而不形成明显的腔内肿物。外周型类癌位于胸膜下间质,与气管不相通,可有多个病灶,一般比中央型类癌小。中央型类癌平均直径为3.1cm,外围型类癌平均直径为2.4cm。类癌生长缓慢,经常局部浸润生长,很少转移。

在显微镜下,类癌细胞可群集成团或成条。细胞集落之间只有纤细的纤维组织分割。类癌细胞大多为圆形,较小而且一致,胞浆很少,胞核有细小颗粒状染色体,核分裂少见。不典型类癌有时有局部的细胞多型性或坏死灶。

可偶见梭形类癌细胞,约占所有肺类癌的5%。其多见于外周型类癌,向周围间质浸润生长。梭形类癌细胞在显微镜下呈旋涡状排列,细胞呈或长或短的梭形,核呈圆形或椭圆形,核质呈颗粒状,核仁不明显。梭形类癌细胞边界清,有中等量的嗜酸性胞浆。

类癌细胞应与其他小形细胞相鉴别:①良性细胞包括增生的基底储备细胞、支气管上皮细胞和淋巴细胞、肺泡上皮细胞;②恶性细胞包括淋巴瘤细胞、囊状腺样癌细胞、低分化鳞癌细胞、原发或转移性腺癌细胞。一些类癌细胞像腺癌一样有着丰富的细胞质,在细针抽吸活检样本中,类癌细胞沿着毛细血管排列或者形成紧密组织块,与腺癌细胞相似,若没有免疫细胞化学的帮助,很难区分两者。梭形类癌细胞应与其他梭形细胞相鉴别,如鳞癌细胞、甲状腺髓样癌细胞、间皮瘤细胞等。

病例4-7-1

患者,男性,78岁,反复咳嗽咳痰半月余。

胸CT见右肺上叶前段外侧支占位性病变。气管镜常规检查未见明显异常,RP-EBUS于右上叶前段外侧支探及低回声灶(图4-7-1)。

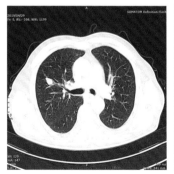
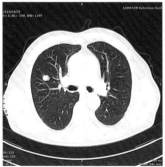
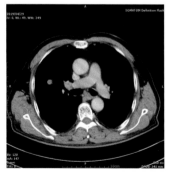

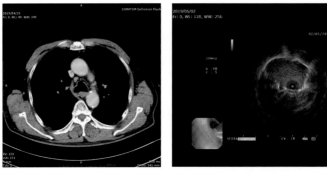

图4-7-1 胸CT及RP-EBUS所见

于右上叶前段外侧支行TBLB。ROSE见大量小圆形细胞,基本无胞浆,胞核质呈细颗粒状,部分坏死的细胞团,部分淋巴细胞、浆细胞,小部分异形细胞的核呈梭形(图4-7-2)。组织病理报"右上叶前段TBLB"小圆形细胞,诊断为肿瘤,结合免疫组化,符合神经内分泌肿瘤诊断,类癌首先考虑。

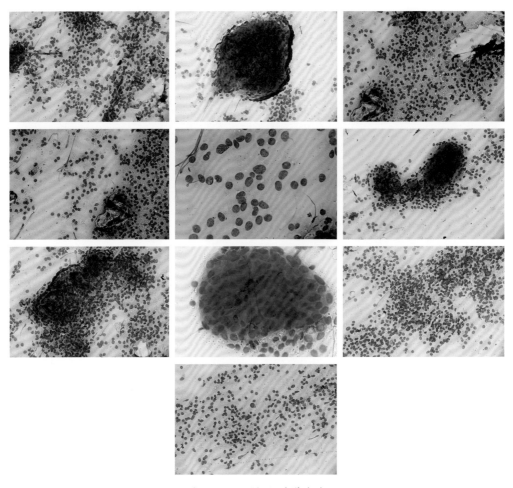

图4-7-2 现场细胞学涂片

（1）典型类癌

典型类癌是由形态一致的小、圆或方形细胞构成的,细胞生长特点各异。在组织学上,肿瘤细胞紧密排列,分化较好,被纤细的血管结缔组织分割成巢状、岛状、条带状或骨小梁状。其他形态还包括假腺管样、玫瑰结样或围栏状排列在肿瘤细胞块的外围。类癌细胞的核呈圆形或卵圆形,核质呈粗颗粒状,像撒了盐和胡椒粉样,核仁不明显。细胞边界清晰,胞浆多变,可少浆或无浆,染色可淡染或嗜酸。

在支气管肺泡灌洗液中,与组织标本不同,典型类癌细胞有时表现为细胞边界不清,胞浆少或无。有些类癌细胞可有淡染的泡沫样胞浆,形似高分化腺癌。在针吸活检或钳夹标本中,类癌细胞数量较多,呈规则的小圆形或方形,单个散在,或疏松聚集,或呈网状、条带状组织片段,甚至偶见腺管样结构。典型类癌细胞的核质呈颗粒状,像撒了盐和胡椒粉,核仁不显。有时在规则的细胞团中可见大的裸核。

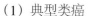
病例4-7-2

患者,女性,47岁,咳嗽咯血1个月。胸CT见右上叶支气管黏膜突起,纵隔淋巴结不大,右下肺小结节影,界清(图4-7-3)。

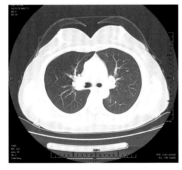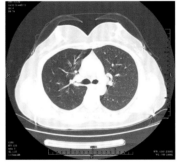

图4-7-3　胸CT

气管镜检见右上叶开口新生物,活检标本ROSE见大量规则的小圆形细胞,无浆,核质呈细颗粒状(图4-7-4)。

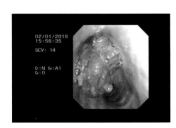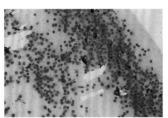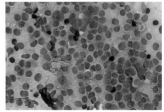

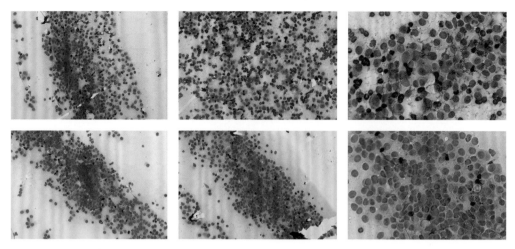

图4-7-4　内镜所见及现场细胞学涂片

组织病理报:"右上叶开口新生物活检"数块黏膜组织,内见圆形细胞成片分布,细胞异型性小,未见坏死,分裂象<2个/10HPF,结合免疫组化结果,符合典型类癌诊断。

免疫组化结果:CgA[＋],CD56[＋],Syn[＋],CD117[－],P40[－],TTF1[＋],Ki-67[＋]<5%。

（2）不典型类癌

不典型类癌是少见的中分化神经内分泌癌,占所有肺类癌的11%～24%,多见于男性,约20%有远处转移,40%～48%有区域淋巴结转移,患者5年生存率约为69%。

不典型类癌细胞体积较典型类癌大,有时有出血或坏死。组织学标本可见较多的有丝分裂、点状或中心坏死区、中央坏死的岛状细胞团及外周栅栏状的胞核;坏死区夹杂在瘤细胞巢内,少见坏死融合成大片;细胞结构紊乱,核呈不同程度的异形。显微镜下形态多样,有的与典型类癌相似,有的与小细胞癌相似,因此细胞学标本很难识别不典型类癌。典型的细胞学特点包括显著的核异形、有丝分裂象、坏死,与小细胞癌或大细胞神经内分泌癌相似。但是,这些细胞学特征并无特异性。

不典型类癌的病理改变有如下特点:①有丝分裂象多。②胞核呈多形性,着色深,核仁显著,且核浆比异常。③无明显的组织结构,游离细胞较多。④肿瘤有不同程度的坏死。

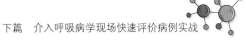

病例 4-7-3

患者,男性,49岁,胸CT见右肺中叶小结节影。中叶内侧段管腔狭窄。

气管镜检见右中叶内侧段一黏膜隆起,表面光滑(图4-7-5)。

钳夹此隆起的黏膜标本,ROSE见大量小圆形细胞,裸核,核质呈粗颗粒状,分裂象多见,部分细胞聚集成团,中央坏死,另有部分异形裸核细胞,核质呈细颗粒状,染色浅淡,甚至"沙化"、消失(图4-7-6)。

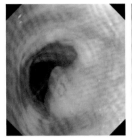
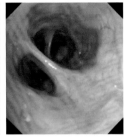

图4-7-5 气管镜下所见

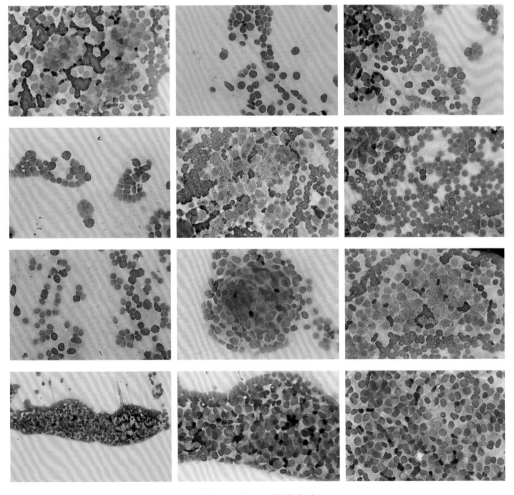

图4-7-6 细胞学涂片

组织病理报:"右中叶内侧段亚支"数块黏膜组织内见圆形细胞呈巢状分布,结合免疫组化结果,符合神经内分泌肿瘤,细胞核浆比大,核分裂象少,Ki-67指数低,不典型类癌首先考虑(送检病灶小,难以代表肿瘤全貌,请结合临床)。

免疫组化结果:Syn[+],CgA[+],CD56[+],Ki-67[+]<5%,P63[-],CK5/6[-],Vim[-],CK7[-]。

病例4-7-4

患者,男性,73岁,咳嗽咳痰2周,发现左肺占位2天。

胸CT见左肺上叶舌段占位伴远端阻塞性肺炎(图4-7-7)。PET-CT报左肺上叶肺门旁占位,葡萄糖浓聚,考虑恶性病伴阻塞性肺炎。

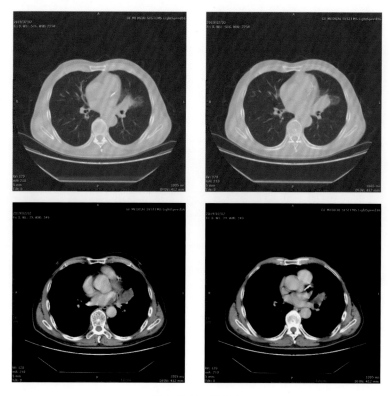

图4-7-7 胸CT

气管镜检见左上叶下舌段开口见血迹,远端管腔狭窄,RP-EBUS见低回声灶。左舌段活检标本ROSE见大量异形细胞,核稍大,深染,浆少,大部分聚集成团,形似肉芽肿样(图4-7-8)。

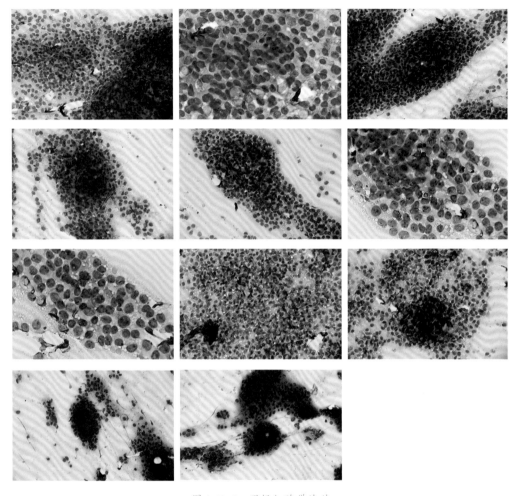

图 4-7-8　现场细胞学涂片

组织病理报：左肺上叶下舌段活检标本部分富有薄壁血窦的肿瘤，形态符合恶性肿瘤。

结合免疫组化，首先考虑为中央型不典型类癌。

二、大细胞神经内分泌癌

大细胞神经内分泌癌的 ROSE 通常见无组织性的散在异形细胞，或疏松聚集，或呈组织片段，无任何结构特点；细胞中等大小，多形性，常见巨型细胞，圆形或卵圆形，核浆比高，细胞边界不清；胞核大，圆形或卵圆形，染色质粗颗粒状，核仁可有可无，可见有丝分裂，有时可见裸核；胞浆少或无，淡染；背景可见坏死。

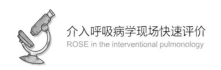

病例 4-7-5

患者,男性,66岁,咳嗽、气促伴痰中带血3个月,加重1个月。

胸CT示左肺下叶结节,纵隔多发肿大淋巴结。气管镜检见左主支气管新生物,管腔狭窄(图4-7-9)。

活检标本 ROSE 见显著异形细胞,无浆、裸核,核质细颗粒状,部分

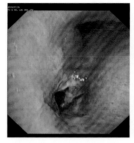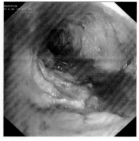

图 4-7-9 气管镜检所见

细胞坏死,可见"核丝"(图4-7-10)。组织病理报低分化癌,结合组化,考虑大细胞神经内分泌癌。

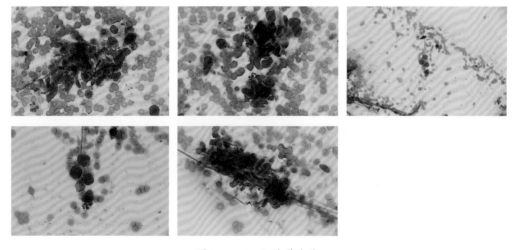

图 4-7-10 细胞学涂片

第八节 淋巴上皮样癌的细胞学表现

淋巴上皮样癌属大细胞癌,多见于东南亚。与EB病毒关系密切。淋巴上皮样癌细胞呈大圆形或卵圆形,胞浆少或无;胞核大,圆形或卵圆形,核质细颗粒状,有微核仁。淋巴上皮样癌细胞巢状聚集,背景富含淋巴细胞。

病例 4-8-1

患者,女性,76岁,胸闷咳嗽2个月。

胸CT见右肺门团片影,伴右肺门及纵隔淋巴结肿大;右肺中叶支气管闭塞及远端肺不张;右下肺微小结节影及小空洞影(图4-8-1)。

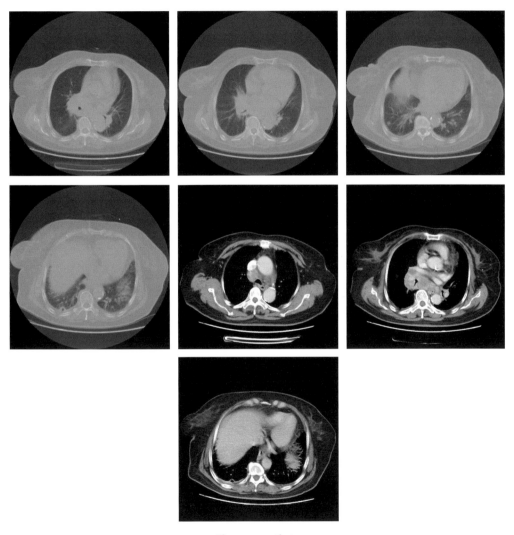

图 4-8-1　胸CT

右中叶开口活检标本ROSE见大量异形细胞显著深染,形态不大,但坏死明显,核呈菱形、梭形等多种形态,呈团片状紧密排列(图4-8-2)。形态与鳞癌细胞相似。

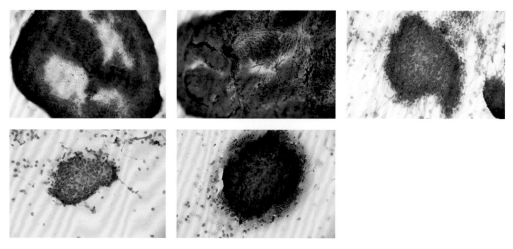

图4-8-2 细胞学涂片见异形细胞

背景可见柱状上皮细胞炎性反应性变化,部分基底储备细胞坏死,大量淋巴细胞、中性粒细胞、浆细胞(图4-8-3)。

组织病理报低分化癌伴多量淋巴细胞浸润,结合形态及组化和EB病毒原位杂交结果,符合淋巴上皮瘤样癌。

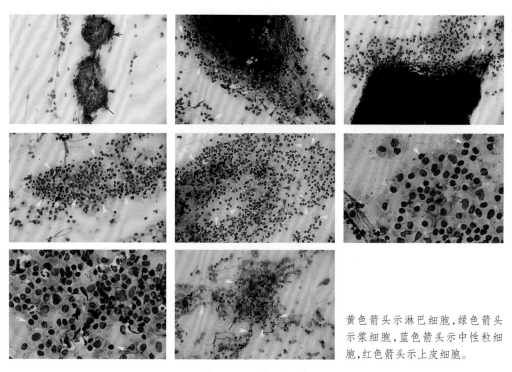

黄色箭头示淋巴细胞,绿色箭头示浆细胞,蓝色箭头示中性粒细胞,红色箭头示上皮细胞。

图4-8-3 背景细胞

第九节 肺转移性肿瘤的细胞学表现

一、结直肠癌肺转移

转移性腺癌,特别是来自胃肠道的转移性肿瘤,几乎不可能与肺原发性腺癌细胞区相鉴别。结直肠腺癌常转移至肺部,表现为单个或多个结节,与肺部原发肿瘤表现一致。并且两种肿瘤都表现出过度分泌黏液导致细胞膨胀,细胞核没有特性。若没有免疫组织化学染色,区分肺原发肿瘤与转移性肺癌是十分困难的。

病例 4-9-1

患者,女性,74岁,咳嗽咳痰伴活动后气急20余天。

胸CT见两肺多发结节,左侧胸腔积液。胸液内未见肿瘤细胞。气管镜见各段支气管腔通畅,超声检查见第7组淋巴结肿大,TBNA标本喷片,见异形细胞,少浆,核大(图4-9-1)。

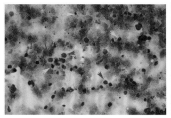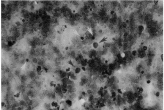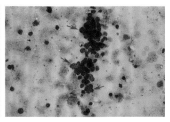
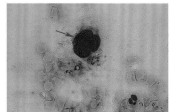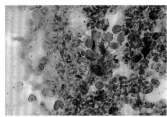

淋巴细胞较多提示活检标本来源于淋巴结。异形细胞散在分布或聚集成团。红色箭头示异形细胞,绿色箭头示淋巴细胞。组织病理报转移性肿瘤。结合其他信息,诊断为肠道来源的转移性肺腺癌。

图4-9-1 TBNA标本喷片

病例 4-9-2

患者,男性,70岁,反复胸痛2月余,胸闷2周。4年前曾直肠癌行根治术。

胸CT见右肺多发结节,双肺门及纵隔淋巴结融合肿大,左侧胸腔积液(图4-9-2)。

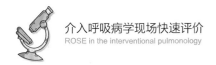

胸液中找见可疑异形细胞。气管镜检见右上叶前段及后段开口新生物完全堵塞管腔。

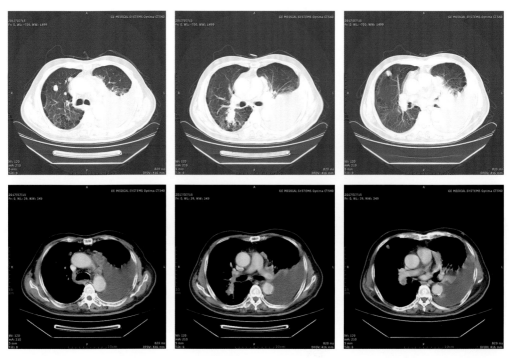

图4-9-2　胸CT

活检标本ROSE见较多异形细胞团,核不大,但深染明显,部分细胞坏死(图4-9-3)。

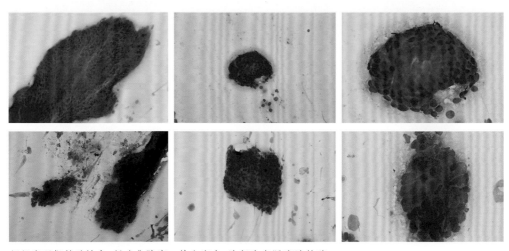

组织病理报转移性中–低分化腺癌。结合病史,诊断为直肠癌肺转移。

图4-9-3　细胞学涂片

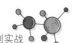

病例 4-9-3

患者,男性,60岁,反复咳嗽伴咯血半年。既往直肠腺癌史5年。

胸CT见双肺多发占位性病变,右肺中叶不张,纵隔淋巴结肿大融合,心包少量积液(图4-9-4)。

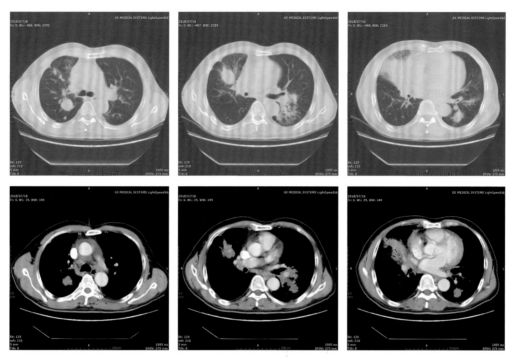

图4-9-4　胸CT

气管镜检见双肺多个段内新生物生长。活检标本ROSE见异形细胞,核不大,但显著深染,胞浆丰富,深染,细胞呈团片状、腺管样排列(图4-9-5)。

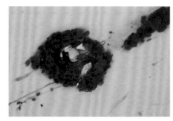
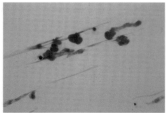
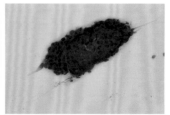

组织病理学报转移性肠腺癌(黏液腺癌为主)。

图4-9-5　细胞学涂片

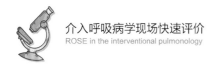
二、甲状腺癌肺转移

甲状腺乳头状癌、肺乳头状腺癌有着共同的病理学特点:①两者都有细颗粒状或粉末状的染色质,可见微核、核沟和核内包涵体;②两者均可见砂粒样小体(图4-2-30、图4-9-6);③两者都对TTF-1反应阳性。甲状腺球蛋白的免疫标记可以区分甲状腺乳头状癌和肺乳头状腺癌。

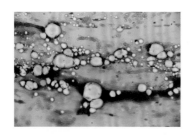
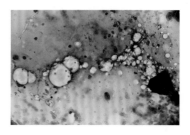

图4-9-6　砂粒体

病例4-9-4

患者,男性,47岁,甲状腺癌右侧叶切除术后30年,触及右颈部肿物2个月。胸CT见肺内多发占位(图4-9-7)。

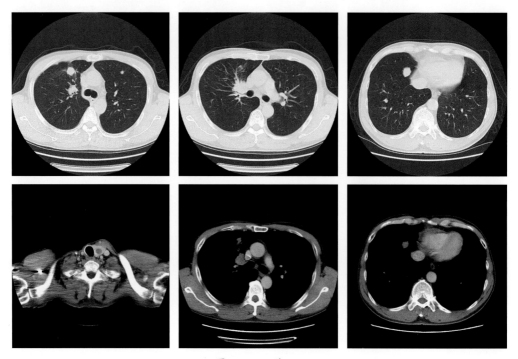

图4-9-7　胸CT

气管镜检见右上叶前段开口狭窄,黏膜浸润性改变,TBLB涂片,Diff-Quick快速染色过程中,标本极易被吸水纸黏附脱离玻片。ROSE见大量高分泌的异形细胞团,胞浆丰富,胞质细腻颗粒状,胞核疏松,细胞团中央多见黏液湖(图4-9-8)。提示活检成功,符合高分泌腺癌诊断。

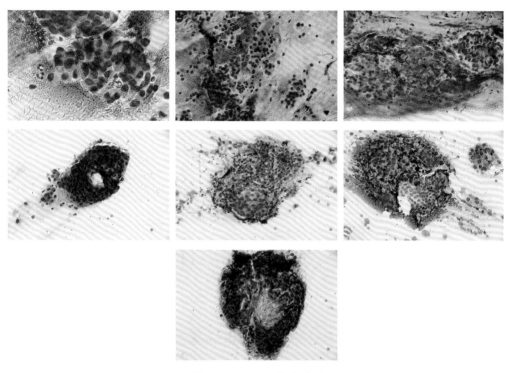

图4-9-8　TBLB标本涂片

组织病理报:"右上肺活检"标本,浸润性黏液腺癌,免疫组化结果支持上述诊断。

免疫组化结果:CK7[＋],CK20[－],TTF1[＋],NapsinA[＋],MUC2[－],MUC5AC[＋],CDX2[－],ALK[0],Ki-67[＋]2%~5%。

EBUS见2R组淋巴结区低回声结节。TBNA喷片,见大量异形细胞,胞浆丰富,聚集成团。与TBLB的细胞相似(图4-9-9)。

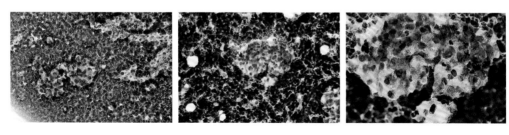

图4-9-9　TBNA喷片

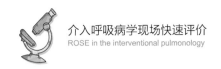

组织病理报:2R组淋巴结TBNA、右上叶前段开口活检结合免疫组化结果,符合黏液腺癌诊断。

免疫组化结果:CK7[＋],TTF-1[＋],NapsinA[＋],P40[－],P63[－],CK20[－],CK5/6个别[＋],Ki-67[＋]约2%。特染:AB/PAS[＋]。

四、肝癌肺转移

病例4-9-5

患者,男性,37岁,临床诊断肝癌肺转移4个月,气急11天。

胸CT见双肺多发占位性病变,近胸膜为多。双肺门及纵隔淋巴结肿大,右上叶不张(图4-9-10)。

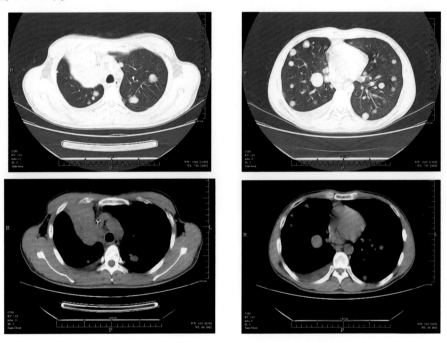

图4-9-10 胸CT

气管镜检见隆突增宽,左下支气管各段开口狭小,黏膜充血水肿,右主支气管菜花样新生物阻塞管腔。介入治疗复通右主支气管。右下叶吸出大量脓性分泌物,右上叶新生物阻塞。右主支气管新生物ROSE见大量异形细胞,少浆或无浆,大部分核质均匀,部分核质边集,部分细胞坏死,拖拉见"核丝"。部分细胞松散聚集,部分细胞致密成团(图4-9-11)。组织病理及免疫组化支持肝细胞肝癌肺转移。

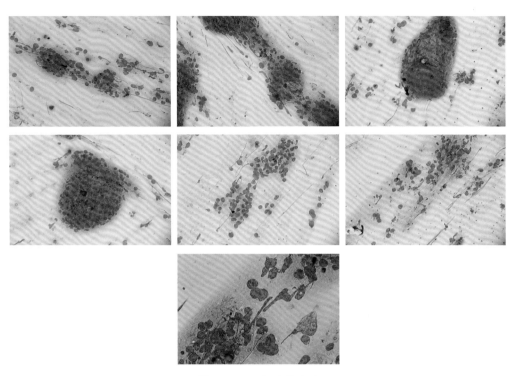

图4-9-11　细胞学涂片

五、乳腺癌肺转移

病例4-9-6

患者,女性,50岁,体检发现肺部占位4个月。既往左乳腺癌手术切除史。

胸CT见双肺多发结节,右上叶条索斑片影,前段局部支气管壁增厚,管腔稍窄,纵隔内淋巴结稍大(图4-9-12)。

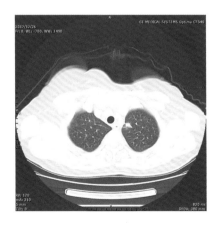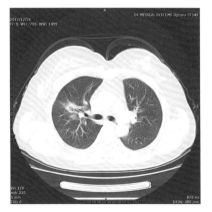

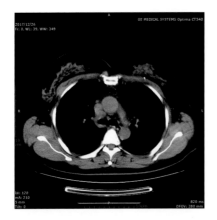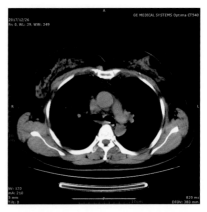

图 4-9-12　胸 CT

常规气管镜检见右上叶前段外亚段开口稍狭窄。RP-EBUS 超声所见右上叶前段 a 亚段(B3a)探及低回声区。TBLB 标本 ROSE 见核大深染异形细胞,胞浆丰富,团片状分布,部分坏死(图 4-9-13)。腺癌考虑。

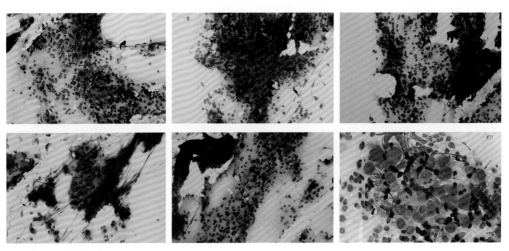

红色箭头示异形细胞。

图 4-9-13　现场细胞学涂片

组织病理报:"右肺上叶前段血凝块"内见少许肺组织及小团异型细胞(成分太少,免疫组化无法确认性质)。

免疫组化结果:CK7[＋],P63 个别[＋],CK5/6 少许[＋],TTF1[－],NapsinA[－],Mammaglobin 个别[＋],Ki-67[＋]＜5%。之后,右颈淋巴结活检病理报乳腺癌转移。再之后,胸 CT 示肺内病变进展。最终诊断为乳腺癌肺转移。

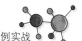

六、梨状窝鳞癌肺转移

病例4-9-7

患者,男,66岁,发热伴咳嗽咳痰14天。既往梨状窝鳞癌史,肺、肺门淋巴结及纵隔转移。化疗5次及特瑞普利免疫治疗4次。半月前咳嗽发热,胸CT示右下肺前基底段磨玻璃影,边界不清,右肺上叶、中叶及两下叶可见条索状密度增高影,边界不清,右肺中叶不张,右肺门及纵隔淋巴结肿大(图4-9-14)。

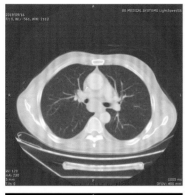
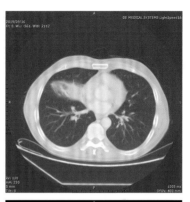
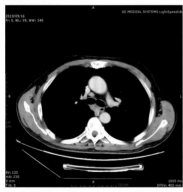
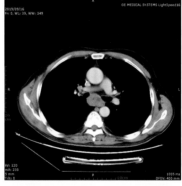
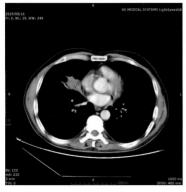
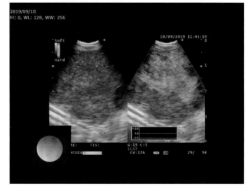

图4-9-14　胸CT及EBUS

纵隔淋巴结EBUS-TBNA喷片ROSE见大量异形细胞团片状分布,部分排列似肉芽肿样,部分散在分布,大部分细胞呈小梭形,明显极性,排列较规整,部分细胞大小不一,排列紊乱(图4-9-15)。右中叶行TBLB,ROSE提示免疫相关肺炎,详见第六章第八节。

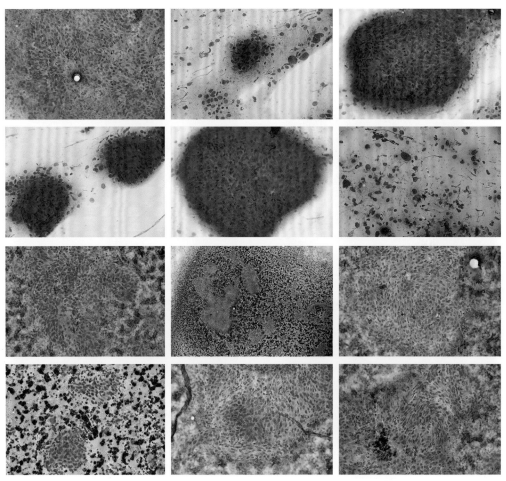

大量异形细胞形态各异,成团片状分布,少许散在大小不等的异形细胞。病理报告鳞癌,结合形态与病变,考虑转移可能性大。

图4-9-15　纵隔淋巴结TBNA喷片ROSE

七、前列腺癌肺转移

病例4-9-8

患者,男性,66岁,双肋疼痛10余天,发热1周。当地医院胸CT报右肺小结节。

抗感染无效,转来我院。入院后发现血前列腺肿瘤标志物浓度高,前列腺MRI见小结节,前列腺穿刺病理报前列腺癌。常规气管镜未见异常,RP-EBUS于右下叶背段上亚段内探及低回声区,TBLB标本ROSE见大量异形细胞(图4-9-16)。

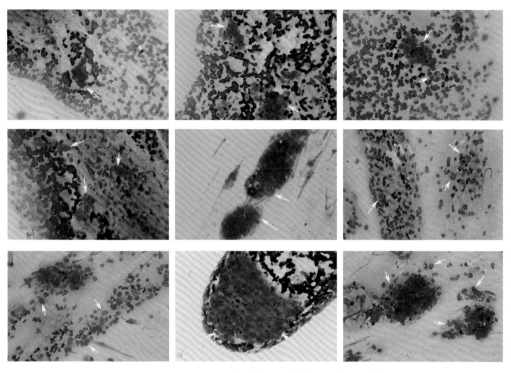

图4-9-16　TBLB标本涂片(黄色箭头示异形细胞)

CP-EBUS见第7组淋巴结肿大,TBNA喷片ROSE见异形细胞团,与TBLB标本ROSE所见相似(图4-9-17)。

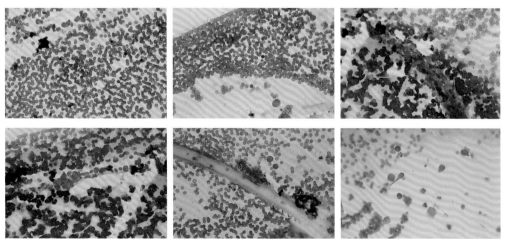

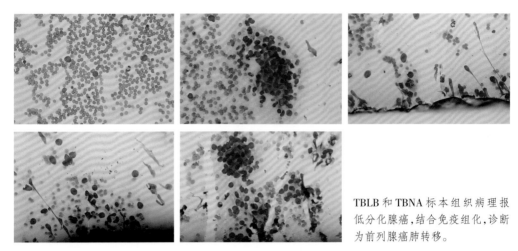

TBLB 和 TBNA 标本组织病理报低分化腺癌,结合免疫组化,诊断为前列腺癌肺转移。

图4-9-17　TBNA标本喷片

第十节　肺良性肿瘤的细胞学表现

一、小唾腺瘤

病例4-10-1

患者,男性,66岁,咳嗽咳痰30余年,咯血1天。

胸CT示右肺上叶慢性炎性改变伴少许支气管扩张,右下叶肺泡少许积血可能。气管镜检见右肺上叶尖段开口瘢痕狭窄,TBLB见上皮细胞反应性改变,增生伴坏死,提示慢性炎症(图4-10-1)。

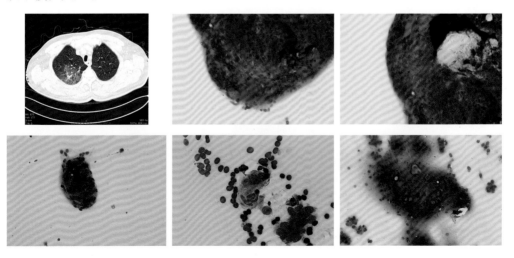

图4-10-1　胸CT及右上叶尖段细胞学涂片

右下叶基底段开口见米粒大小息肉样新生物,活检见液体涌出。涂片见大量高分泌腺细胞,聚集成团,无明显异形(图4-10-2)。

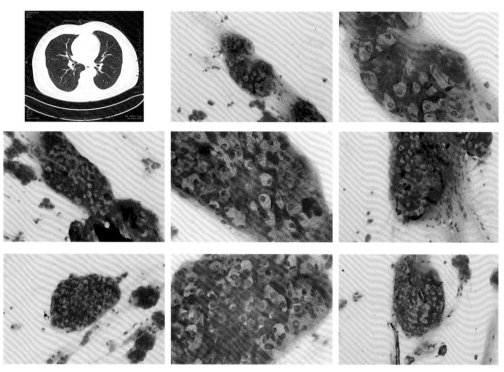

组织病理报小唾腺肿瘤样增生结节,增殖活性低,结合临床以息肉样生长为主,考虑为腺瘤。

图4-10-2　胸CT及右下叶基底段新生物细胞学涂片

二、肉芽组织型血管瘤

病例4-10-2

患者,女性,71岁,体检发现气管结节影1个月。

气管三维重建CT见右主支气管起始处附壁结节灶,右肺下叶局部支气管扩张伴慢性炎症;气管镜检见右主支气管内侧壁带蒂新生物,黏膜充血,血管分布密集(图4-10-3)。CP-EBUS与RP-EBUS见低回声灶,未见大血管影。

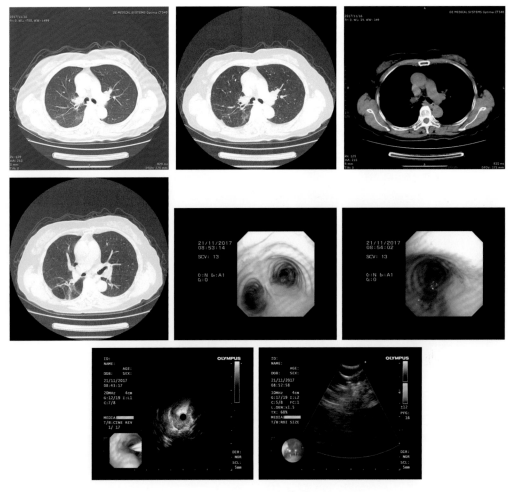

图4-10-3　胸CT及气管镜下所见

　　予电圈套套切新生物后冻融残端。标本ROSE见淋巴细胞、部分坏死细胞,少许梭形细胞,疑似内皮细胞(图4-10-4)。

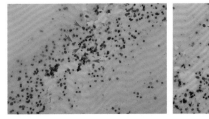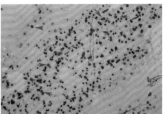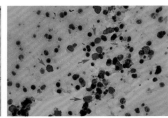

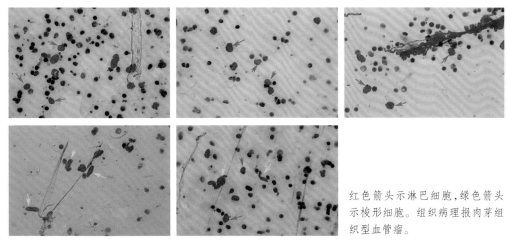

红色箭头示淋巴细胞,绿色箭头示梭形细胞。组织病理报肉芽组织型血管瘤。

图4-10-4　细胞学涂片

肉芽组织型血管瘤(granulation tissue-type hemangioma)又称化脓性肉芽肿(pyogenic granuloma,PG)或分叶状毛细血管瘤(lobular capillary hemangioma),是一种相对常见的发生于皮肤、口腔黏膜、鼻中隔的良性、血管性病变(40%起源于皮肤,60%起源于黏膜),以分叶状生长为特征,极罕见于气管黏膜。化脓性肉芽肿这一名称名不副实,该病既无感染性,也不是肉芽肿,而是以疏松、水肿的基质内毛细血管粗细的血管呈外生性、分叶状增生为特征的毛细血管瘤。化脓性肉芽肿分为播散型、皮下型、静脉内型、药物诱发型(如维A酸、抗病毒药物、抗肿瘤药物等)。该病病因不明,可能与外伤、激素影响、病毒、微动静脉畸形等有关。组织病理表现为血管内皮细胞增生,血管腔扩张,伴淋巴细胞、浆细胞、中性粒浸润及淋巴滤泡形成。细胞学缺乏特异性表现,因此ROSE对病的诊断意义十分有限。确诊仍依赖组织病理及免疫组化。

三、错构瘤

错构瘤多见于中老年男性。肺错构瘤可位于中央或外周,以外周多见。肺错构瘤的成分是支气管的正常成分,包括软骨、结缔组织、平滑肌、上皮成分等。这些正常组织的错误组合与排列在局部形成良性占位。多数人认为,错构瘤不是真正的肿瘤。

肺错构瘤由成熟的软骨、纤维黏液结缔组织、脂肪、骨骼、平滑肌和呼吸道上皮构成。脂肪和钙化是多数错构瘤的特征表现,肺错构瘤常见爆米花样钙化。软骨通常位于瘤体中央,外包不规则的肥厚的间质成分。外覆纤毛上皮或无纤毛的产黏液的柱状上皮。

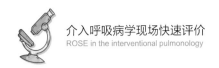

错构瘤细胞病理可见良性间质与上皮成分,两者的相对数量比例在不同瘤体而有差异。背景几乎无坏死。软骨样的成分也是存在差异的,有的是黏液软骨,有的是成熟的透明软骨,有的可见钙化。疏松的纤维黏液样的软骨陷窝碎片大小不一,在纤维黏液背景中有星形和梭形细胞。其中,梭形细胞的核小而圆,核质分布规整,核仁显示不清。在细胞学涂片上,脂肪细胞难以辨认,可但见于细胞团标本。在大小不一的组织碎片中,可见良性的正常上皮细胞。

病例4-10-3

男性,52岁,因体检发现支气管占位1周入院。胸增强CT提示右肺下叶支气管内混杂密度灶,伴远端部分支气管扩张、右下叶膨胀不全(图4-10-5)。

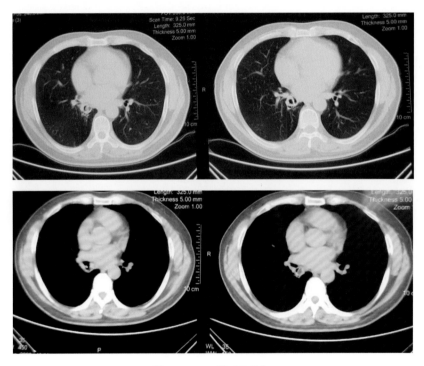

图4-10-5 胸CT平扫

支气管镜检查见右下叶支气管开口新生物堵塞管腔,质硬,黏膜正常。行钳夹活检及钬激光、氩气刀、冷冻切除等介入治疗。活检标本大体上见软骨片,外围结缔组织。细胞学涂片见纤维黏液样组织、大小不等的软骨基质陷窝、大量疑似脂滴的圆形不着色区、多核巨噬细胞、肉芽肿样结构及少许上皮细胞反应性改变(图4-10-6)。

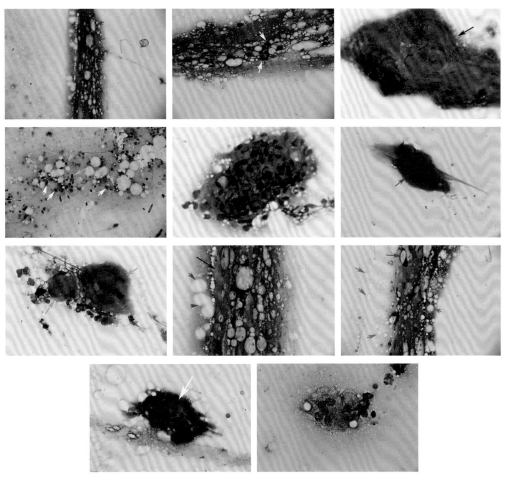

红色粗箭头示软骨陷窝,红色细箭头示肉芽肿样结构,黑色箭头示团片状黏液纤维样物,黄色箭头示上皮细胞,浅蓝色箭头示多核巨噬细胞,绿色箭头示淋巴细胞,深蓝色箭头示疑似脂滴。组织病理报右肺下叶开口新生物,软骨结节,部分伴骨化,一侧覆支气管黏膜上皮,结合临床,符合错构瘤诊断。

图4-10-6　细胞学涂片

第十一节　肿瘤性疾病的细胞学判读

一、上皮细胞反应性改变的鉴别

1. 反应性改变的上皮细胞

复层鳞状上皮细胞修复或再生性改变是常见的诊断陷阱,经历修复或再生的上皮细胞形状上呈多形性,细胞核与恶性肿瘤细胞极其相似,应注意鉴别。

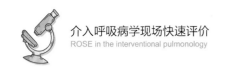

放疗、化疗和激光疗法可引起细胞发生鳞状细胞癌样改变。细胞核大，形状怪异，角化不良，这种大的固缩核很难与真的癌细胞相鉴别，特别是在怀疑有恶性肿瘤复发时。当两种疾病进程出现在同一个细胞样本中时，诊断将变得更加复杂。在诊断恶性肿瘤时，必须十分小心。问诊放疗和化疗史对避免误诊是十分必要的。

重度异型增生鳞状细胞和有多形性细胞的原位癌，细胞核大，核浆比很高，都难以与侵袭性癌相鉴别。存在核仁对诊断侵袭性癌是必不可少的。

呼吸道上皮细胞的反应性改变在各种状态下显示出巨大的异型性，可能类似于恶性肿瘤，ROSE极易误认。而组织切片病理检查可以比较容易地区分恶性肿瘤与良性疾病。在细胞学样本中却不是如此，区分反应性改变的上皮细胞和分化良好的肺癌需要依赖精细的形态学线索，比如不典型增生的程度、异型细胞的数量，以及适当的临床环境。ROSE诊断困难的原因还有可能是样本量不足、细胞制备不佳。免疫组化对良恶性变化的区分通常没有帮助，必须通过常规染色标本加以鉴别。引用一位著名的病理学家的一句话："大多数诊断错误的发生是因为样本量不足或者医师缺乏经验"。

2. 上皮细胞反应性改变的常见原因

呼吸道上皮细胞各种形态学变化有很多原因，常常造成诊断错误。不论是激惹型、增生或增殖反应、修复或再生改变，还是继发于放疗或化疗的改变，都与肿瘤细胞相似。

增生的呼吸道上皮细胞常被误诊为肿瘤细胞，可见于慢性支气管炎、支气管扩张、哮喘和病毒性感染等各种状态。上皮组织块的脱落常数量众多且体积较大。支气管刷检或冲洗获得的样本，上皮组织块的轮廓可能不规则，有着锯齿状的边缘，组成的细胞核不定地变大，染色质为粗颗粒状，核仁明显，细胞核可能拥挤、重叠。这些组织碎片通常没有肿瘤细胞团典型的三维立体结构，在显微镜下有较长的焦距。支气管哮喘患者呼吸道上皮中，大的组织碎片卷曲脱落，表面光滑，与腺癌的乳头状组织碎片相似。碎片中纤毛存在提示良性疾病进程。

使用仪器检查、感染或放射治疗后，支气管上皮细胞会发生再生或修复改变。刷检、冲洗和支气管肺泡灌洗液常常会有呼吸道上皮的大组织块，有着轻度异型增生的细胞核和突出的核仁，这些改变可能是仿肿瘤形成。

一个潜在的重大问题是，在痰液、支气管冲洗液或者支气管肺泡灌洗液、针吸活组织检查样本中都可能存在反应性和增生的或肥大的肺泡Ⅱ型细胞。这些肺泡Ⅱ型细胞的细胞病理学可能都有明显异形，导致误诊为恶性肿瘤。这种情况很常见，特别是当患者急性肺损伤发作并发展为ARDS时。当患者急性呼吸窘迫并且胸部影像改变时,需要鉴别的包括恶性肿瘤细胞,就需要呼吸样本的细胞病理学评估。区别反应性不正常的肺泡上皮细胞与腺癌细胞很困难,因为两者都细胞病理学表现相似。

此外,水肿的细胞与肿瘤细胞相似。细胞水肿可见于炎症环境中细胞水肿变性,此类原因所致水肿细胞数量通常不多。更多情况下见于支气管肺泡灌洗后活检或刷检所得细胞,细胞水肿易被误认为是腺癌细胞(图4-11-1)。鉴别的要点:①涂片背景见"泥石流"冲刷过的景象,细胞周围常见"水波";②胞浆丰富淡染,细胞核较大,但核质疏松,无颗粒无核仁;③视野所及大量细胞均有水肿现象,而非局限于个别细胞。

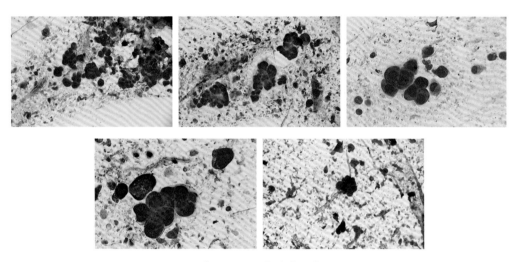

图4-11-1　水肿的细胞

二、良恶性病变的鉴别

不同级的气管内正常的上皮细胞形态各异,但也有共同的特征,如形态规则、色泽正常、无异常深染,且大都有终板、纤毛。终板与纤毛是上皮细胞分化成熟的最显著特征。在长期吸烟、慢性炎症等内环境中,上皮细胞处于应激状态,常"丢盔弃甲",导致纤毛缺失、变性,甚至坏死。为适应内环境,细胞被迫紧急调整基因、蛋白表达,导致形态了发生重大变化。此时,常表现为核大深染、胞浆丰富,易被误认为是恶性肿瘤细胞。

良恶性病变的鉴别方法:

1. 在低倍物镜下,在更广泛的视野中,对比观察疑似肿瘤的细胞与确认无误的正常上皮细胞在大小、色泽、形态方面的差异是否足够大。切忌在高倍镜下盯着可疑细胞,只见树木,不见森林,结果只能是越看越觉得像肿瘤细胞。

2. 在可疑细胞的周边,寻找形态特点与之相似,但有终板或纤毛的细胞。如果找

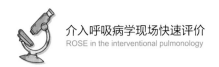

到了这样的细胞,那么可疑细胞大抵倾向良性,为反应性改变。

3. 对于具有典型良性或恶性特征的细胞,鉴别是容易的。当捉摸不定时,应当坚守疑罪从无原则,建议继续活检取材。无论何时,尽力多取材总是明智的。此时,医师应该审慎地权衡继续活检的利弊。

4. 若可见显著的感染背景,则应考虑炎症内环境是上皮细胞反应性变化的常见原因。当然,很多时候肿瘤也常合并感染。

三、肿瘤标本的ROSE报告

当前肿瘤学研究进展迅猛,治疗方案和药物的选择均建立在患者的疾病分期、细胞学类别及基因突变信息的基础之上。ROSE判读在肿瘤疾病介入诊断中的价值是毋庸置疑的。ROSE的任务之一是判断细胞的良恶性以及合格标本的数量。

由于肿瘤的异质性和分化程度不同,即使是进行组织病理学检查,有些病例的诊断也是很困难的。仅根据细胞形态判断良恶性或异形细胞类型绝非易事,更遑论判断肿瘤的组织来源。除部分典型的高分化肿瘤可"顺便"判读来源或细胞类型外,大部分情况仍要依赖组织病理和组织化学才能诊断,部分病例甚至仍然难以判断。因此,ROSE的核心目标不是判断肿瘤的组织来源或细胞类型,尤其是初学者,更不必执着于此。

肿瘤性疾病的ROSE判读报告,建议选用如下模板语句描述:

1. 标本取材不满意:仅见血细胞,有核细胞少。

2. 找到正常细胞:可见有代表性的正常细胞,未见异形细胞。

3. 找到异形细胞:有异常,可能为反应性改变、非典型增生、高分化癌等,仅凭细胞形态难以定性。

4. 找到可疑恶性细胞:倾向恶性,尚无十足把握。

5. 找到恶性细胞:可初步区分小细胞癌、非小细胞癌、腺癌、鳞癌或分化特征不明显,待组织病理确认。

不同的组织来源、不同的细胞类型对后续检测项目的需求不同,所需要的合格标本的数量亦不同。腺癌常规需要做药敏相关的基因突变检测,所需标本数量较多;鳞癌可行PD-L1检测;小细胞目前尚无公认的必需检测项目,所需标本数量最少;而有的造血淋巴系统来源的肿瘤则需行流式检测。因此,在某些活检取材困难或伴随较高风险的病例中,最少化取材的需求热切地期盼ROSE报告细胞类型。此时,ROSE判读者应量力而行,审慎判读,如实报告,建议介入医师多取材总是明智的。

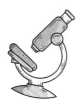

第五章　呼吸系统感染性疾病标本的现场细胞学快速评价

感染性疾病的细胞学所见,因病原体不同或病程阶段不同而有所差异。感染性疾病的病程一般可分为急性应激期、吸收期或机化期。化脓和肉芽肿是常见的两种感染性病变。化脓、坏死或肉芽肿的比重取决于病原菌种类及宿主免疫状态。

化脓性病变的标本通常呈奶油灰色黏滞状,易于涂片,标本不易干燥,常温下甩片可以加速干燥。ROSE可见蛋白质样颗粒或丝线状纤维丝,大量中性粒细胞,伴有不同程度坏死,含吞噬颗粒的泡沫样组织细胞、巨噬细胞或淋巴细胞,不同部位淋巴细胞数量不同。通常,ROSE中可见感染部位的组成细胞,如支气管炎可见不同程度的反应性改变的上皮细胞。细菌、真菌感染可见于胞外背景或巨噬细胞中,有时也可见病毒感染的细胞学改变。吸入性肺炎有时可见其他特殊物质,如植物叶片。中性粒细胞缺乏患者,感染部位则少见中性粒细胞,往往有较多的组织细胞和淡淡的蛋白质背景。在瑞氏染色中,有时可在巨噬细胞胞浆或背景浆液中见典型的弯曲珠状的分枝杆菌呈负像。

引起化脓的有细菌和真菌。在化脓性病变中,上皮细胞常呈不典型改变,如核大、核仁显著、核多形,应与肿瘤细胞相鉴别。但是反应性改变的细胞,其核浆比小,核呈相对规则的圆形或卵圆形,核形及数量、核仁形状等都与感染相符。同时,化脓或肉芽肿反应可能会掩盖肿瘤,如鳞癌较常伴肉芽肿反应。现场判读时应谨慎。

在很多感染病例,尤其是细菌、病毒或非典型菌感染病例中,单一的现场快速染色法并不能显示病原菌,可组合运用不同的染色方法以利于鉴别。有些特殊病原菌需要特殊染色方法或实验室悉心培养才能显现,而这些工作并不能够在现场快速完成。即使是较大的真菌,仅凭形态学也是很难准确辨别种属的,需要后续的实验室培养或分子生物学鉴定。

在感染性疾病中,ROSE的任务是:①确认活检是否取到病变组织;②所取标本是

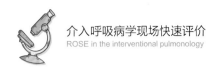

否为感染性病变标本;③可能是何种感染;④精选后续的实验室检验项目。ROSE判读不仅要寻找可能存在的病原菌,还是要观察细胞学背景,推测可能的病原菌种类。

第一节　常见细菌感染的细胞学表现

大多数常见细菌在呼吸道细胞学标本的快速染色中并不易见,因为大部分细胞并不发生任何特殊的细胞病理学改变,细胞病理学的作用是很有限的。但ROSE在某些感染中却是有助于诊断的,如结核标菌、诺卡氏菌、放线菌、马红球菌属和军团菌感染。

病例5-1-1

患者,男性,62岁,反复咳嗽咳痰3月余,胸痛咯血半月余。

胸CT示右肺中叶不张伴坏死右侧胸腔包裹性积液(图5-1-1)。

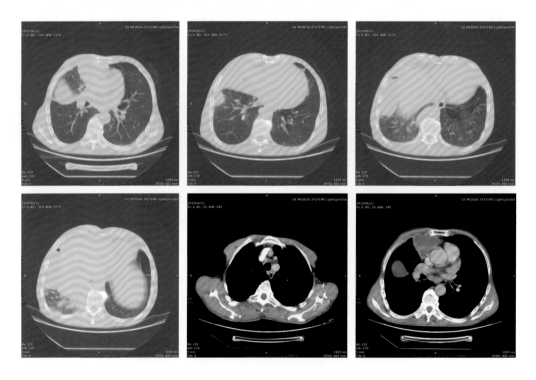

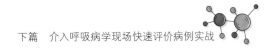

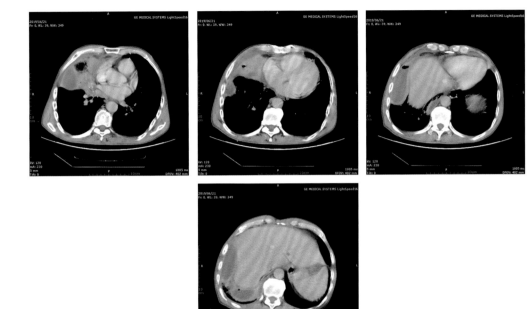

图 5-1-1　胸 CT

临床诊断为肺脓肿、胸腔包裹性积液、低蛋白血症。气管镜检示右中叶化脓性病变支气管瘘(图5-1-2)。

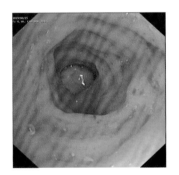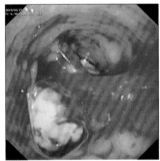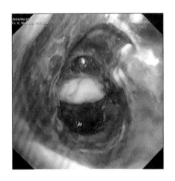

图 5-1-2　气管镜下所见

于右中叶内侧段 TBLB,涂片 Diff-Quick 染色见大量坏死,中性粒细胞数量略增多,未见巨噬细胞增多及明显的肉芽肿形成(图5-1-3)。提示机体免疫反应低下或病原菌毒力较强。

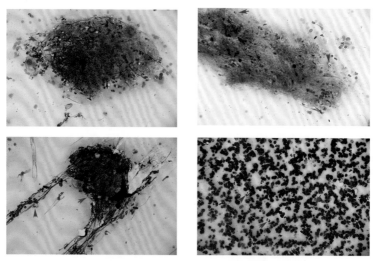

背景见大量坏死。细胞坏死显著,核碎裂,大多呈碎屑样坏死颗粒。中性粒
细胞稍增多。红色箭头示中性粒细胞。

图 5-1-3　中叶内侧段TBLB标本细胞学涂片

Diff-Quick染色可见大量颗粒状、丝状分枝、长条形等多种形态的微生物,聚集成片;微生物大部分位于细胞外,少许被巨噬细胞吞噬;未见典型形态的奴卡菌(图5-1-4)。真菌荧光染色可见长条形、节段状微生物(图5-1-5)。

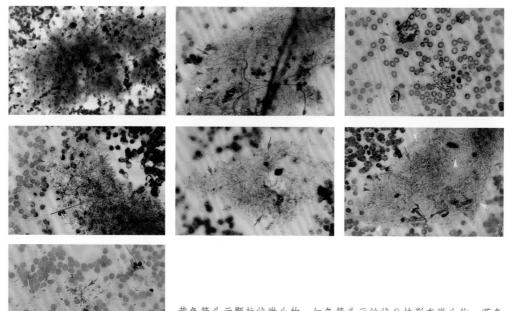

黄色箭头示颗粒状微生物。红色箭头示丝状分枝形态微生物。蓝色
箭头示长条形微生物。粉色箭头示巨噬细胞,胞浆内见被吞噬的微
生物。

图 5-1-4　多种形态的微生物

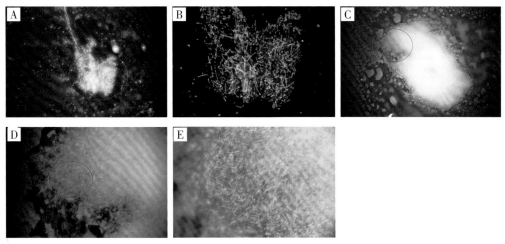

图A:团片分布的长条分节形微生物(10×40),红色圈视野转高倍镜下观察。图B:图A中红圈视野在10×100镜下所见。图C:团片状云雾影(10×20)。图D:图C中红圈视野在10×40镜下见丝状微生物。图E:图D中红圈视野在10×100镜下见条状分节微生物。

图5-1-5　细胞学涂片荧光染色

ROSE结果考虑为多重混合感染,奴卡菌或放线菌等可能,建议组织标本送微生物培养、第二代测序(next generation sequencing,NGS)等检验。

病例5-1-2

患者,男性,61岁,反复咳嗽、咳痰伴发热2年余。胸CT见左下叶外后基底段渗出斑片影(图5-1-6)。

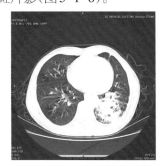
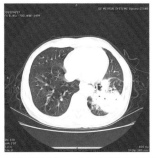
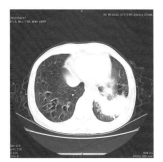
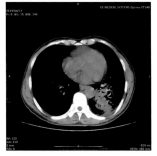
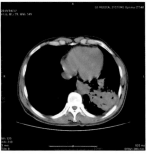

图5-1-6　胸CT

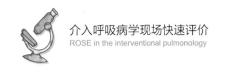

初步诊断为支气管扩张伴感染。病原菌不明,行支气管镜检查,常规镜见左下叶外后基底段开口狭窄。RP-EBUS超声所见:左下叶外后基底段(B9、10)支内低回声区。于左下叶外后基底段行TBLB,标本行Diff-Quick染色,见大量中性粒细胞,上皮细胞反应性改变,较多坏死背景(图5-1-7)。符合化脓性改变,细菌感染可能。提示活检成功,建议送微生物培养或NGS。

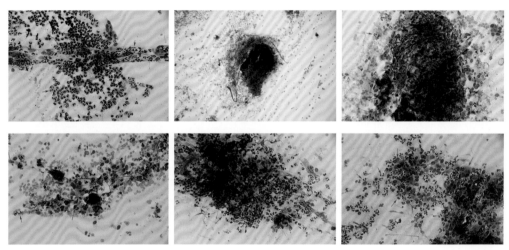

大量中性粒细胞(红色箭头所示),纤毛柱状上皮反应性改变(蓝色箭头所示),部分细胞纤毛脱落,胞膜破损,呈裸核,部分细胞核大深染,背景可见大片坏死,少量肉芽肿样结构(黄色箭头所示)。

图5-1-7 细胞学涂片

组织病理报:左下基底段炎性纤维素性渗出、坏死物内见少许破碎纤毛柱状上皮。NGS报告较多口腔厌氧菌。最终诊断为吸入性肺炎。

病例5-1-3

患者,男性,63岁,活动后气急进行性加重伴咳嗽5年余。胸CT示双肺气肿,双肺多发蜂窝状影,以下叶及近胸膜为著(图5-1-8)。临床诊断为类风湿性关节炎、寻常型间质性肺病(usual interstitial pneumonia,UIP)、慢性阻塞性肺病、类固醇性糖尿病、肿瘤指标异常。

气管镜常规检查未见明显异常。CP-EBUS:4R、7组部位可见低回声团块。RP-EBUS超声小探头于右B10b支和右B6a探及低回声区。右下肺后基底段TBLB见大量中性粒细胞伴上皮细胞反应性改变(图5-1-8),提示此部位是以急性感染为主的病变。

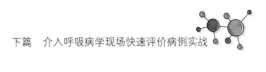

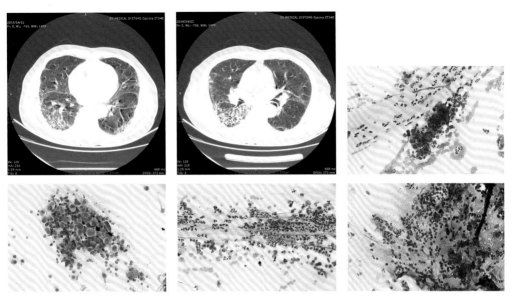

图5-1-8 胸CT及右下后基底段细胞学涂片

右下背段行TBLB见大量单核巨噬细胞、类上皮细胞及纤维母细胞(图5-1-9),提示此部位存在感染后吸收机化或伴间质性肺病纤维化病变可能。

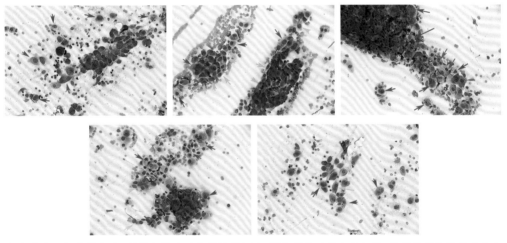

红色箭头示纤维母细胞,深蓝色箭头示单核巨噬细胞,绿色箭头示类上皮细胞,浅蓝色箭头示纤毛上皮细胞。

图5-1-9 右下背段细胞学涂片

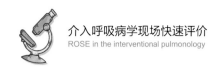
第二节　结核病的细胞学表现

结核分枝杆菌是抗酸染色阳性的杆状细菌。呼吸系统结核病的临床表现与细胞学改变是非特异性的。细胞学标本可行常规或辅助检查,有助于快速准确的诊断。

结核病变可随宿主的免疫状态不同而有显著差异。结核病的细胞病理表现包括:①伴有坏死的类上皮肉芽肿;②无坏死的类上皮细胞肉芽肿;③只有干酪样坏死残屑,细胞学涂片表现为多片无细胞、无固定形状的碎片,在坏死物中常见抗酸杆菌阳性;④仅见反应性淋巴细胞聚集;⑤在坏死背景中量或见中大量中性粒细胞,坏死化脓性炎症反应。在细胞免疫功能正常者中,结核病多表现为肉芽肿、干酪样坏死、单核细胞巨噬细胞趋化聚集。而在有免疫缺陷者中,结核病变多表现为坏死碎屑、急性化脓性炎症,缺乏肉芽肿。

类上皮细胞是由组织细胞演化而来的,其胞核可呈胡萝卜形或拖鞋形,通常疏松聚集成团或单个散在分布(图5-2-1)。当类上皮细胞聚集成团,构成肉芽肿,其周围伴或不伴淋巴细胞,结核肉芽肿可以是致密的类上皮细胞团,也可以是疏松的细胞团(图5-2-2)。肉芽肿内外可见多核巨噬细胞(图5-2-3),有时见郎格罕氏巨噬细胞。朗格罕氏巨噬细胞体积庞大,直径为25~150μm不等,其胞浆外围有多个胞核(图3-2-12),该细胞多见于结核病变。结核病变的针吸标本呈白色、奶酪样脓性坏死,呈多颗粒状嗜酸性,其周围常见淋巴细胞、巨噬细胞及类上皮细胞。

纵隔或肺门淋巴结是最多见的肺外结核感染部位,EBUS-TBNA是简易快速的诊断手段。TBNA标本多见纺锤形组织细胞,很少坏死,与纺锤形细胞肿瘤易混淆,称为结核纺锤细胞假瘤。在免疫缺陷患者,该细胞易被误认为卡波氏肉瘤或其他肉瘤。仔细寻找类上皮细胞及抗酸染色可有助鉴别。

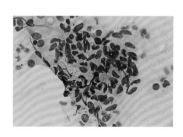
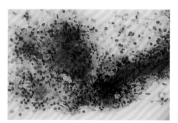

图5-2-1　类上皮细胞

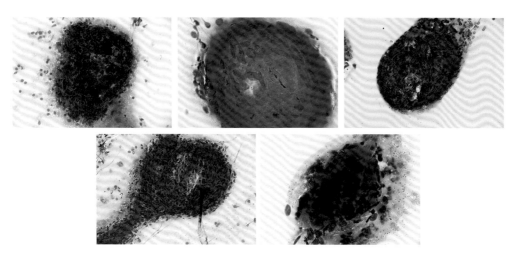

图 5-2-2　肉芽肿

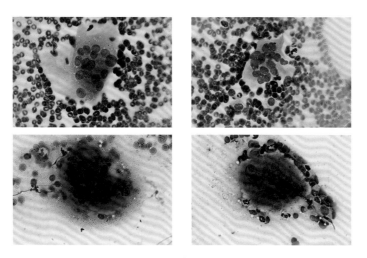

图 5-2-3　多核巨噬细胞

无论在巴氏染色还是 HE 中染色结核菌均不可见,只可见于抗酸或荧光染色。在 Ziehl Neelsen 抗酸法染色,因结核菌的细胞壁含有大量的脂质可抵抗酸脱色,因此被称为抗酸菌。在抗酸染色标本中,结核分枝杆菌呈粉红色,直的或略微弯曲杆状菌,伴有珠状结构。但并非所有的结核病都可见典型的肉芽肿或干酪坏死或分枝杆菌。只有约 70% 病例,抗酸染色可见结核分枝杆菌。有的结核杆菌存在于坏死灶中而非肉芽肿中。

当 ROSE 常规 Diff-Quick 染色疑似为结核感染时,推荐行抗酸杆菌快速荧光染色,B 波段激发光照下结核杆菌呈黄绿色。抗酸杆菌荧光染色快速敏感,可在 15 分钟内完成,显像清晰(图 5-2-4)。

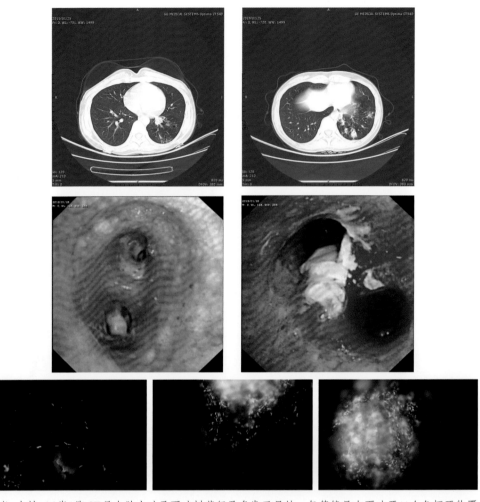

患者,女性,26岁,胸CT见左肺上叶及下叶树芽征及多发卫星灶。气管镜见左下叶开口白色坏死物覆盖。活检涂片行抗酸杆菌荧光染色,可见大量黄绿色杆菌,杆菌由多个微小颗粒呈线形排列组成。

图5-2-4　结核分枝杆菌

　　确认有赖于呼吸介入所得标本行抗酸染色、结核杆菌培养和核酸检测,及排查是否合并其他特殊感染,如利什曼病或真菌感染。实验室培养是诊断金标准,但阳性率只有70%,且实验室培养耗时较长,同时这对实验室要求较高且容易造成实验人员感染。然而,病灶位置精准活检、抗酸染色、结核杆菌培养等多种方法联合使用,结核特异诊断率可提高到95%。其他诊断方法:①在巴氏染色片上结核杆菌自荧光显影,激发光450～480nm,呈绿色荧光;②PCR或NGS较实验室培养的敏感性略高,快速,但要求有分子实验室平台。

一、以增殖为主的结核病变

病例5-2-1

患者，男性，75岁，因反复咳嗽咳痰10余年，加重1个月，发热3天入院。入院前1个月当地医院临床诊断为慢性阻塞性肺疾病急性加重，予抗感染、化痰、平喘等治疗，效果欠佳，3天前高热。既往血吸虫肝病史50年，陈旧性肺结核病史6年。胸水见淋巴细胞80%，腺苷脱氨酶（adenosine deaminase，ADA）23U/L，胸水肿标正常。结核感染T细胞斑点试验阴性。血白细胞总计正常，淋巴细胞计数减少。痰浓缩集菌抗酸染色阴性。

胸CT见双肺多发小斑片影，右下肺为著（图5-2-5）。气管镜检：①径向超声见右下后基底段低回声灶；②双侧多段支气管黏膜炭末样色素沉着，部分牵拉性狭窄（图5-2-5）。

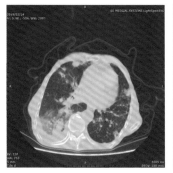
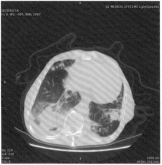
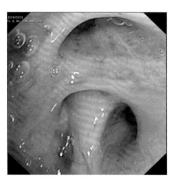

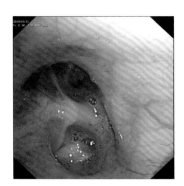
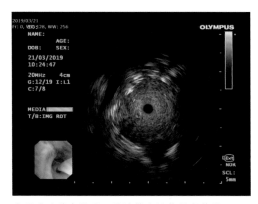

右下叶后基底段开口见脓性分泌物阻塞管腔。

图5-2-5　胸CT及气管镜下所见

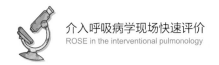
　　于右下叶后基底段行TBLB，ROSE见大量肉芽肿，上皮细胞变性坏死，部分坏死碎屑，中性粒细胞不多，巨噬细胞增多，未见真菌孢子，真菌、抗酸菌荧光染色阴性（图5-2-6）。结合病史及影像学特点，考虑结核可能。ROSE见类上皮细胞、肉芽肿较多，提示是以增殖为主的改变。

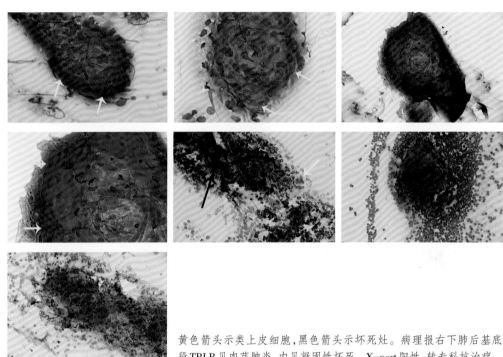

黄色箭头示类上皮细胞，黑色箭头示坏死灶。病理报右下肺后基底段TBLB见肉芽肿炎，内见凝固性坏死。X-pert阳性，转专科抗治疗。

图5-2-6　细胞学所见

病例5-2-2

　　患者，男性，54岁，胸闷乏力1周。既往2型糖尿病史。胸CT见右下叶斑片影伴厚壁光滑空洞，背段实变伴气管充气征（图5-2-7）。血沉65mm/h，T-SPOT(+)。

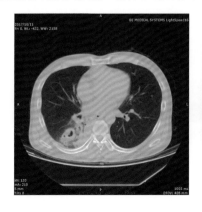
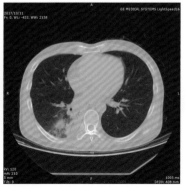

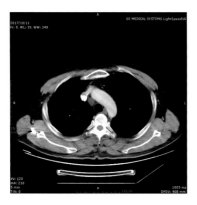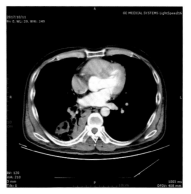

图5-2-7　胸CT

经气管镜行右下背段亚支行TBLB，ROSE见淋巴细胞聚集，大量类上皮细胞、肉芽肿，部分坏死，较多中性粒细胞、组织细胞与巨噬细胞（图5-2-8）。

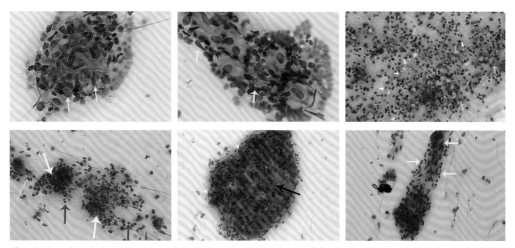

黄色箭头示类上皮细胞，深蓝色箭头示淋巴细胞，绿色箭头示上皮细胞，白色箭头示中性粒细胞，浅蓝箭头示组织巨噬细胞，黑色箭头示坏死。BALF找抗酸杆菌（＋＋＋＋）。

图5-2-8　细胞学所见

病例5-2-3

患者，男性，74岁。发热伴咳嗽咳痰1周余。胸CT见左肺上叶尖段及右肺中叶内侧段占位性病变伴空洞（图5-2-9）。气管镜检见：①常规镜下未见明显异常；②RP-EBUS超声所见右B5a支内低回声灶。

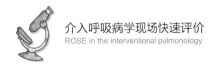

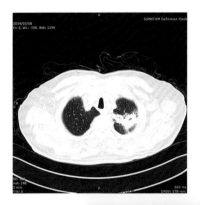
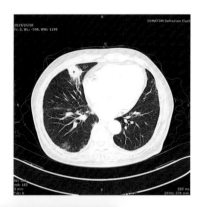

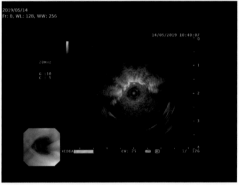

图 5-2-9 胸 CT

TBLB 标本 ROSE 见大量淋巴细胞、浆细胞、中性粒细胞及多核巨噬细胞,上皮细胞反应性改变,部分肉芽肿样改变。

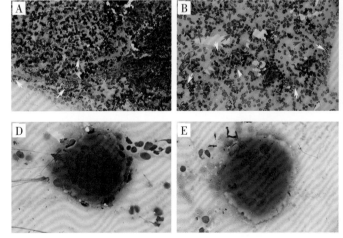

图 A、B:炎性细胞反应其中蓝色箭头示淋巴细胞、浆细胞,绿色箭头示上皮细胞,白色箭头示中性粒细胞。图 C:肉芽肿。图 D、E:多核巨噬细胞。

图 5-2-10 TBLB 标本细胞学所见

二、以坏死为主的结核病变

病例5-2-4

患者,女性,32岁,反复咳嗽咳痰3月余。胸CT见左肺上叶斑片状、条索状影;气管镜检见左固有上叶开口可见大量白色坏死物覆盖,黏膜高低不平充血水肿(图5-2-11)。

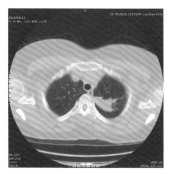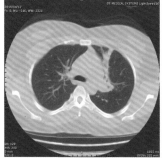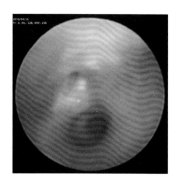

图5-2-11　胸CT及气管镜检所见

于左肺上叶开口活检,涂片ROSE见肉芽肿坏死伴碎屑(图5-2-12)。以坏死为主的病理改变多见于细胞免疫功能低下者。

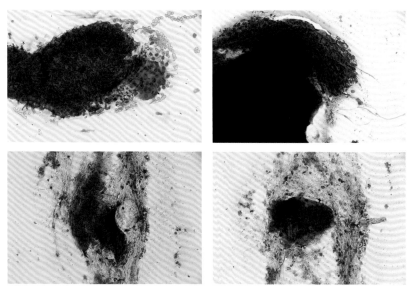

显著的碎屑样坏死、肉芽肿伴坏死。刷酸涂片抗酸染色(+)。

图5-2-12　细胞学所见

病例 5-2-5

患者,男性,84岁,发现右肺结节3年,复查较前增大。痰培养报肺炎克雷伯菌,未见曲霉菌,血隐球菌抗原阴性,痰找抗酸杆菌阴性。

胸CT见右肺上叶占位性病变,边界毛糙,胸膜牵拉,近端支气管堵塞,强化后可见多发坏死灶,环形强化,纵隔淋巴结略大(图5-2-13)。

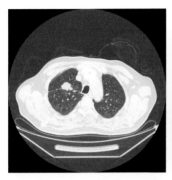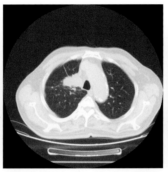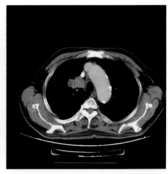

图 5-2-13　胸CT

右上叶尖行TBLB,ROSE见大量碎屑样坏死及中性粒细胞增多(图5-2-14),真菌荧光染色阴性。4R组淋巴结TBNA,ROSE未见明显异常。疑肺结核可能。肺组织标本X-pert阳性。组织病理报右上叶尖段肉芽肿性炎伴坏死,形态符合结核。抗酸染色(一)。最终诊断为肺结核。

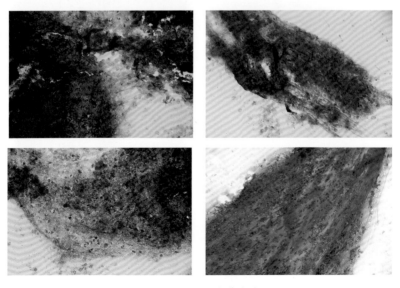

图 5-2-14　细胞学涂片

三、纵隔淋巴结结核

病例5-2-6

患者,女性,24岁,咳嗽1周伴发热2天。T-Spot(＋)胸CT见左侧肺门及纵隔淋巴结增大,部分坏死,压迫左上叶支气管狭窄;CP-EBUS引导下行左肺门淋巴结针吸活检,ROSE见大量显著坏死,部分肉芽肿样结构(图5-2-15)。

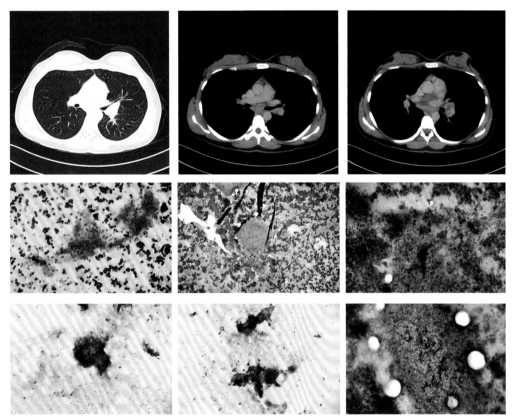

组织病理报告,11L组淋巴结肉芽肿性炎伴凝固性坏死,抗酸染色(＋),PAS(－),符合结核等分枝杆菌感染。

图5-2-15　胸CT及TBNA喷片

病例5-2-7

患者,女性,54岁,因乏力消瘦半年入院。既往体健。CT示纵隔、腋下淋巴结多发肿大(图5-2-16)。下肢局部水肿。

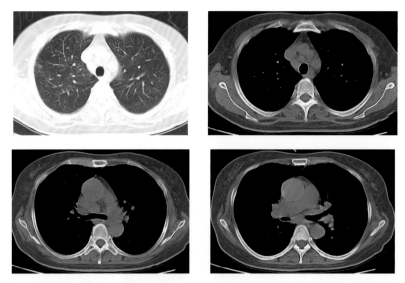

图 5-2-16 胸 CT

　　超声气管镜:①常规镜下未见明显异常;②CP超声4R、7组部位低回声团块。纵隔淋巴结穿刺针吸活检,ROSE见大量成熟的淋巴细胞,提示TBNA穿刺成功;淋巴结内可见典型的类上皮细胞,与淋巴细胞聚集成肉芽肿,部分细胞团内见坏死碎屑、干酪样坏死灶(图5-2-17)。

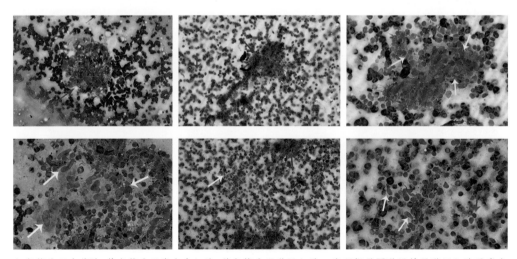

红色箭头示肉芽肿,黄色箭头示类上皮细胞,蓝色箭头示淋巴细胞。病理报纵隔淋巴结见淋巴细胞及类上皮细胞-个别郎格罕氏巨噬细胞。腋下淋巴结肉芽肿性炎,抗酸染色阴性。但X-pert阳性。终诊断为淋巴结结核、血管炎待排。抗结核治疗后好转。

图 5-2-17 纵隔淋巴结穿刺针吸活检标本的细胞学涂片

四、结核性胸膜炎

病例5-2-8

患者,男性,35岁,胸闷气促1月余,加重1周。胸CT见右侧胸腔大量积液,右肺膨胀不全;胸腔镜见胸腔内大量黄色液体,胸腔内多个纤维分隔,壁层胸膜上多个小结节,表面可见干酪样坏死(图5-2-18)。

胸膜活检标本ROSE见大量类上皮细胞、肉芽肿,中性粒细胞、组织巨噬细胞及部分坏死(图5-2-19)。

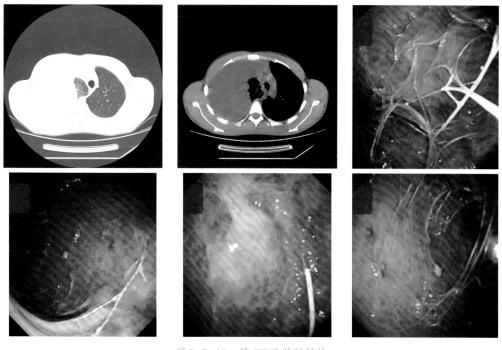

图5-2-18　胸CT及胸腔镜检

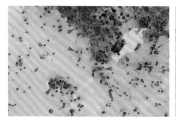
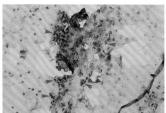
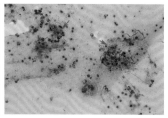

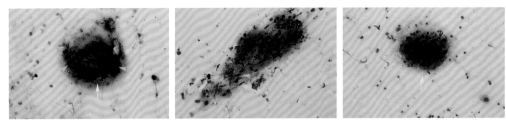

红色箭头示巨噬细胞,蓝色箭头示中性粒细胞,绿色箭头示类上皮细胞,黄色箭头示肉芽肿。

图5-2-19　胸膜细胞学涂片

五、肉芽肿病变的鉴别诊断

肉芽肿的形成是一个连续的病理过程,在不同阶段有不同的病理表现。在初期,中性粒细胞、单核巨噬细胞趋化聚集,胞吞外来异物,如病原菌和粉尘颗粒。若巨噬细胞难以及时分解外来异物,则单核巨噬细胞将释放炎症因子,吸引趋化更多的单核巨噬细胞向其靠拢,其中部分巨噬细胞相互融合,形成多核巨噬细胞(图5-2-3),以增强战斗力。

另有部分巨噬细胞演变为类上皮细胞,将外来物包围。若刺激持续存在,则单核巨噬细胞释放致炎因子,促使纤维母细胞合成胶原纤维,细胞外纤维成分显著增多,包含有少量组织细胞、巨噬细胞等成分。肉芽肿逐渐结节化、纤维化,形成致密的团块,阻止外来的微生物扩散。因此,在细胞学涂片上,早期的肉芽肿表现为炎性细胞疏松集聚,之后类上皮细胞及纤维蛋白逐渐增多(图5-2-20),后期表现为类上皮细胞、纤维蛋白、炎性细胞等形成致密的成熟的肉芽肿结构(图5-2-2)。

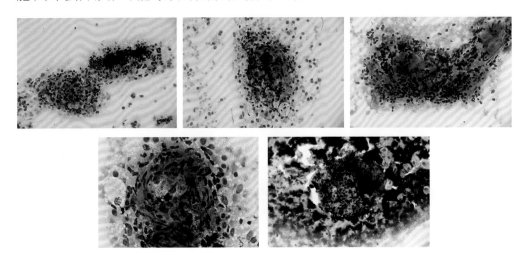

图5-2-20　形成中的肉芽肿病变

典型肉芽肿的主要细胞学特点有：①相对少-中量的细胞成分；②主要成分有淋巴细胞、上皮样组织细胞、巨噬细胞和肉芽组织（图5-2-20）。上皮样组织细胞的核呈长条、弯曲形，染色质细腻柔和，仁小，低核浆比，胞浆苍白丰富。这些细胞构成肉芽肿，有时仅见单个存在。淋巴细胞和多核巨噬细胞的存在数量，取决于患者的免疫状态及病原体。有些病例，在背景中可见中性粒细胞或坏死。若ROSE见到肉芽肿性病变，则应制片予分枝杆菌染色，如Ziehl - Neelsen抗酸染色、荧光染色等，并取材予实验室培养和PCR等。

在黏膜层，若刺激持续存在，也可见上皮细胞反应性改变，部分上皮细胞变纤细并聚集成团，形似类上皮细胞，甚至构成肉芽肿样结节（图5-2-21）。

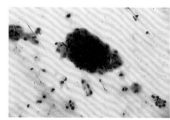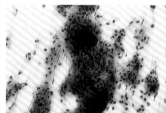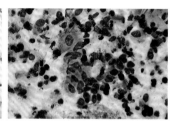

图5-2-21　上皮细胞来源的类上皮细胞

除了结核，许多其他感染病或非感染病也可产生肉芽肿性炎。肺肉芽肿性炎可见于：①感染：细菌、真菌、寄生虫感染。②特发性或免疫性病：结节病、风湿病、肉芽肿性血管炎、过敏性肺炎、嗜酸性肉芽肿性血管炎。③职业暴露：暴露于石棉、重金属、有机灰尘、鹦鹉热。④少见情况：药物中毒、射线、氧疗、异物、肿瘤相关肉芽肿。

1. 异物肉芽肿

异物肉芽肿是由具有吞噬功能的组织细胞或巨噬细胞融合而成。这些细胞试图吞噬清除异物，如组织细胞可吞有炭末、鳞癌的角化蛋白、滑石粉和铁锈色小体（图5-2-22）。这类异物肉芽肿大小不一，呈圆形、卵圆形或多角形，核数目不一，呈圆形、卵圆形或肾形，位置不固定，胞膜薄、平滑，染色质呈细胞颗粒状，分散均匀，核仁微小，胞浆嗜青、脏、含颗粒，可能含异物。

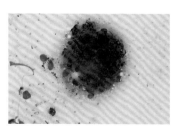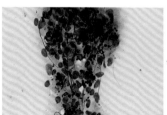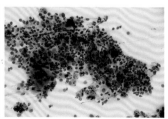

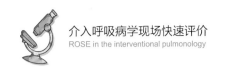

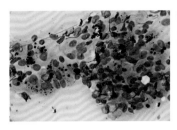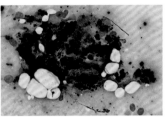

图 5-2-22　异物肉芽肿

2. 结核病与结节病的鉴别

结核病的病理改变呈多样性,可以急性炎症改变为主,也可以增殖纤维化为主或以干酪样坏死化脓为主。而结节病是以肉芽肿为主要表现的非感染性的疾病。理论上,两者病理改变的迁延过程大相径庭。但在病理生理机制上,结节病与淋巴结结核病有着微妙的关系,当两者都以肉芽肿为主要表现时,他们的细胞学改变是极其相似难以区别的。

在细胞学上,两者均可见类上皮细胞及肉芽肿;在肉芽肿的形态上,两者并无显著差异。结节病肉芽肿通常是致密的,较少伴坏死。此外,结节病的类上皮细胞常散在分布,即使聚集成团,其细胞团也偏小,其间混合有淋巴细胞。理论上,两者的区别在于是否有干酪样坏死,约25%～30%的结节病肉芽肿可见纤维素性坏死。但在实践中,由于每个个体免疫状态不同,结核病变可呈多样性,而结节病也可以合并其他损害,在细胞学上的表现可以不那么“纯粹”。一般地,如果标本缺乏多核巨噬细胞和坏死,则倾向于结节病而非结核病。但很难与非坏死的结核病相鉴别。因此,仅仅根据细胞学表现,尤其是淋巴结针吸活检标本,在部分病例中更是难以区别。结合病史、影像学表现及实验室检查下诊断是必要的。在实践中,ROSE的主要任务是从细胞学角度确认穿刺活检是否成功并报告见的肉芽肿性病变。将细胞学信息反馈给气管镜操作者,确认标本量是否足够病理学及微生物相关检查,适时停止穿刺操作,标本常规行抗酸、银染等特殊染色及X-pert检测。

3. 真菌肉芽肿

真菌肉芽肿常伴坏死,可见中性粒细胞、嗜酸性粒细胞及淋巴细胞浸润。常规染色或特殊染色可见真菌。显著的肉芽肿病变多见于隐球菌感染。

4. 肉芽肿性血管炎

肉芽肿性血管炎的特点是坏死性肉芽肿性炎伴血管炎。细胞学标本可见坏死、不同程度的炎症反应、不典型的类上皮细胞肉芽肿,可伴或不伴巨噬细胞。由于本病也呈坏死性肉芽肿,因此仅凭细胞学标本很难与结核相鉴别。

5. 非结核分枝杆菌感染

非结核分枝杆菌(nontuberculous mycobacteria,NTM)可感染免疫缺陷者和免疫正常人,目前已经识别了120多种NTM,其中60%可感染人类。穿刺活检标本只见坏死物或炎性细胞伴或不伴坏死,缺乏典型的肉芽肿,有时可见不典型的由大量组织细胞组成的肉芽肿,周围有杆菌分布。免疫缺陷者针吸标本可见泡沫样巨噬细胞。抗酸染色不定,呈阴性或阳性。病理学呈坏死或泡沫样巨噬细胞者,抗酸染色通常呈阳性。仅凭细胞学表现,很难区分结核与非结核分枝杆菌感染,因此核酸检测是必需的,但针吸活检标本细胞学表现可用来监测治疗效果。

病例5-2-9

患者,女性,31岁,发现肺部阴影1年半,咳嗽咳痰1月余,胸闷2周。

胸CT示双肺多发散在小斑片影及小树芽征(图5-2-23),较1年半前明显进展。

RP-EBUS引导下于右下外基底段a亚段探及低回声区,边界清楚,内部回声均匀,行TBLB,ROSE见大量肉芽肿伴坏死、淋巴细胞,上皮细胞反应性改变(图5-2-23),未见中性粒细胞或巨噬细胞,与普通细菌感染或真菌感染不符。符合结核或非结核分枝杆菌感染。

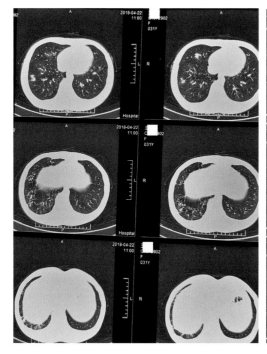
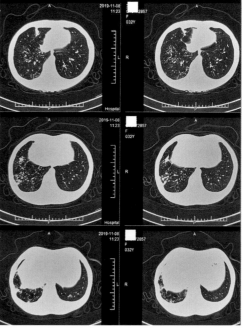

图5-2-23　胸CT

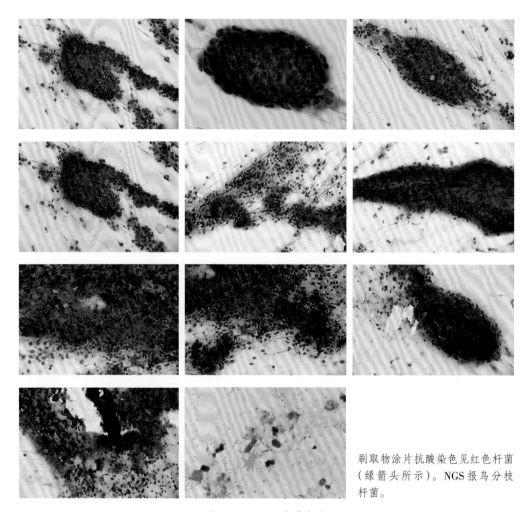

刷取物涂片抗酸染色见红色杆菌
（绿箭头所示）。NGS报鸟分枝
杆菌。

图5-2-24　细胞学涂片

6. 结核与肿瘤

结核的表现是多变的,在细胞学涂片上有时需与肿瘤相鉴别。当肺癌活检标本只见坏死或非特异炎症反应,未见异形细胞时,与结核病所致的坏死相似。许多肿瘤可产生肉芽肿样病变,如果镜下未见明显异形细胞时,也易误认为是结核感染。干酪样坏死是结核病变的典型特点,大体上或显微结构上类似坏死性角化的鳞状细胞癌,须予鉴别。当临床疑似肿瘤性病变,若ROSE示炎症坏死改变或肉芽肿样变而未见病原菌,则可能为非感染性病。注意在头颈部或肺来源的鳞癌转移灶也可有肉芽肿样结构。

此外,结核与肿瘤可共存于同一病灶中。肺结核患者常合并肺癌和淋巴瘤。仔细观察细胞形态,辅以特殊染色、流式细胞检测及免疫细胞化学有助于鉴别。

病例5-2-10

患者,男性,67岁,胸闷不适数周。胸CT见右侧胸膜增厚隆起,纵隔淋巴结多发肿大伴钙化,右腋下淋巴结肿大(图5-2-25)。

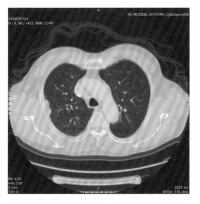
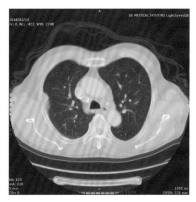
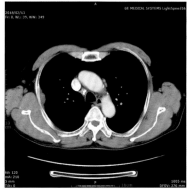
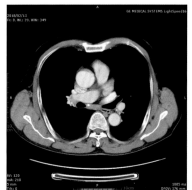

图5-2-25 胸CT

超声引导下胸膜活检,ROSE见较多肉芽肿结构,大量梭形细胞形似类上皮细胞,易误认为是结核性胸膜炎。这些梭形细胞染色较类上皮细胞深,胞核长梭形,较类上皮细胞肥大。所见无淋巴细胞或巨噬细胞、中性粒细胞,不支持感染疾病(图5-2-26)。

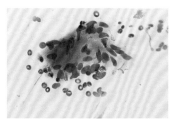
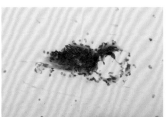
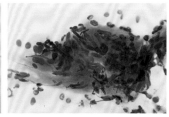

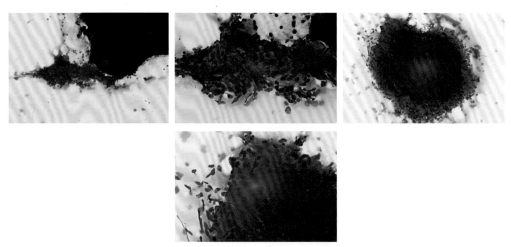

图5-2-26 胸膜活检标本细胞学涂片

组织病理免疫组化报告:"右胸膜"梭形细胞肿瘤,结合免疫组化结果,符合神经鞘瘤。

免疫组化结果:STAT-6[−],CK[−],SMA[−],Ki-67[＋]<5%,Calretinin[−],S100[＋],Desmin[−],CD34血管[＋],Bcl-2[＋]。

病例5-2-12

患者,女性,58岁,胸闷3月余。

胸CT示左肺上叶散在多发斑片影,部分实变(图5-2-27)。

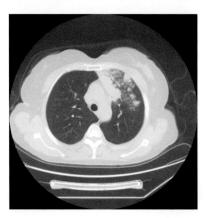
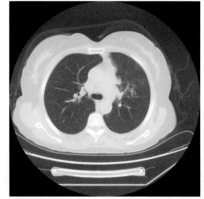

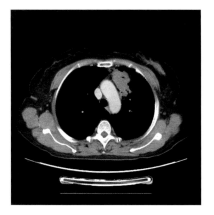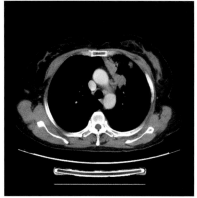

图 5-2-27　胸 CT

　　CT 引导下经皮肺穿刺活检,ROSE 见较多类上皮细胞、肉芽肿样结构,其间散布一些疏松、坏死的细胞核,有部分细胞核较粗大,核质不均匀,与类上皮细胞不同,应关注肿瘤细胞可能,继续阅片(图 5-2-28)。

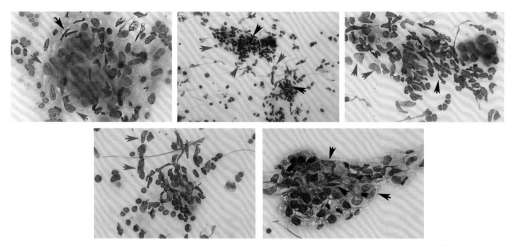

黑色箭头示类上皮细胞,红色箭头示疏松坏死的细胞核,蓝色箭头示粗大的细胞核。

图 5-2-28　肉芽肿样结构

　　继续阅片,可见有核深染的细胞团,貌似肉芽肿样结构(图 5-2-29)。但细胞大小不一,形态轻度异形,排列紧密、呈同心圆。

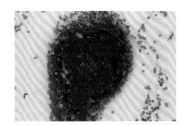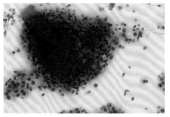

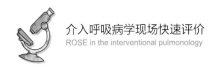

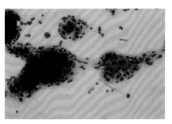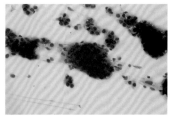

细胞团深染,细胞轻度异形,呈旋涡样排列,周边有类上皮细胞。

图5-2-29　类上皮细胞与异形细胞相间

继续浏览,散在显著异形细胞团,呈腺管样排列(图5-2-30)。ROSE判断为腺癌伴肉芽肿。

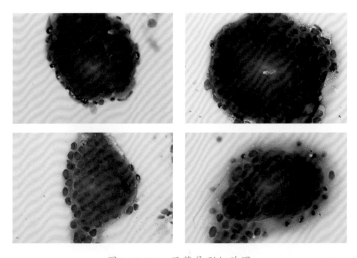

图5-2-30　显著异形细胞团

病例5-2-12

患者,女性,47岁,反复咳嗽4月余,加重3天。胸CT见右下叶背段条索状、斑片状高密度影,右肺门及纵隔淋巴结多发肿大伴坏死,部分融合(图5-2-31)。

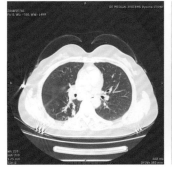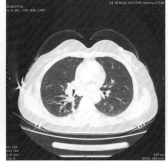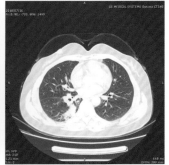

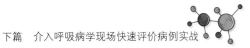

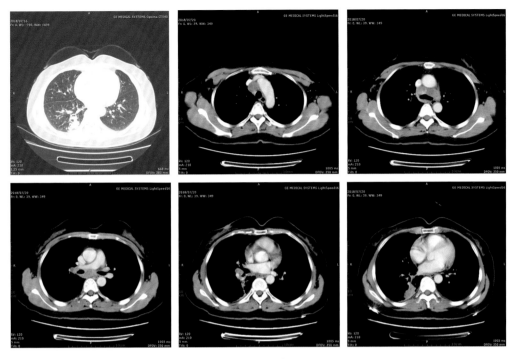

图 5-2-31　胸 CT

气管镜检见:①右下叶背段支气管狭窄,黏膜多发粟粒样结节;②第7组淋巴结区低回声团块。右下背段行TBLB,ROSE见较多肉芽肿样结构伴坏死(图5-2-32),貌似肉芽肿性病变。

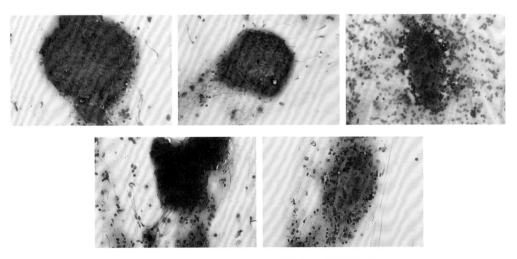

图 5-2-33　TBLB-ROSE 见较多肉芽肿样结构

继续活检,见较多中性粒细胞、鳞状细胞增生及少许核大深染的异形细胞聚集成

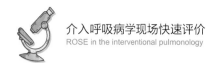

团(图5-2-33),但细胞核形态尚无显著异形,且数量不多。肿瘤可能,建议继续活检。

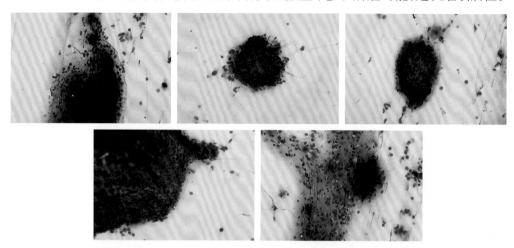

图5-2-33 深钳后见鳞状细胞增生明显

继续活检,见少许深染细胞团,细胞不大,核呈梭形或颗粒形,排列致密(图5-2-34),异形明显,考虑鳞癌可能。

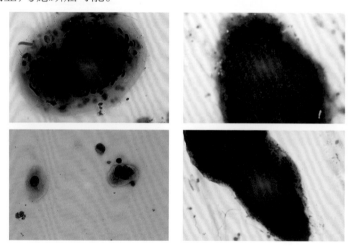

图5-2-34 显著异形细胞团,呈致密团片排列。

第7组淋巴结TBNA-ROSE见较多坏死物碎屑及淋巴细胞,少许异形细胞。提示肿瘤转移(图5-2-35)。

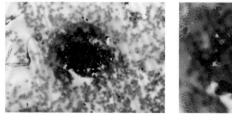

图5-2-35 TBNA细胞学涂片

病例5-2-12中,ROSE见大量肉芽肿样结构,易被误认为是肉芽肿性炎。组织病理学诊断为鳞癌。

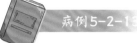

病例5-2-13

患者,女性,63岁,咳嗽胸闷1月。

胸CT示右肺中叶团片影,右侧肺门淋巴结轻度肿大,右肺多发结节,纵隔淋巴结部分钙化。气管镜检查见右下叶背段开口支气管黏膜开口肿胀,腔内坏死物阻塞管腔、右中叶内侧段黏膜肿胀开口狭窄。于右中叶内侧段探及低回声灶,边界清,内部回声均匀,于此处行TBLB,ROSE见大量深染细胞团,核轻度异形伴较多坏死,貌似肿瘤(图5-2-36)。

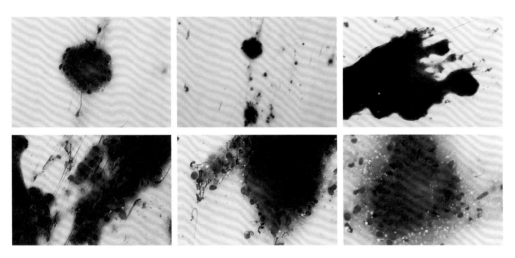

图5-2-36　ROSE见深染细胞团,貌似肿瘤

但仔细观察后不难发现,细胞核并无明显增大,虽然核深染,但核质疏松,异形不显著。大量深染的浆液样物质,并无胞膜,似非胞浆,ROSE中坏死背景显著。更多的深染团片影中细胞核不大、无明显异形,但坏死明显,核数量不多且呈离散分布,与肿瘤不符,考虑为坏死、酸性渗出显著(图5-2-37)。全片中性粒细胞、巨噬细胞无明显增多,未见真菌孢子或菌丝,不符合普通细菌或真菌感染。重点关注坏死为主的结核或非感染性疾病可能。建议送相关检查。

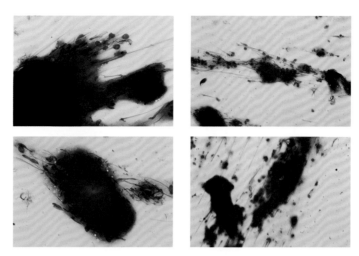

组织病理特殊染色见抗酸杆菌阳性。诊断为肺结核

图5-2-37　背景见显著坏死、渗出,呈嗜酸性

第三节　奴卡菌感染的细胞学表现

奴卡菌属是一种少见的机会性致病菌,存在于土壤、腐烂的植物、灰尘及水中,主要通过皮肤接触或呼吸道吸入致人发病。易侵犯肺、皮下和中枢神经。分枝呈直角,长10~20μm,直径0.5~1μm,在Giemsa、Diff-Quick、弱抗酸或革兰染色显示。

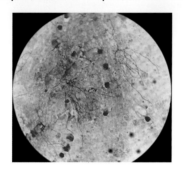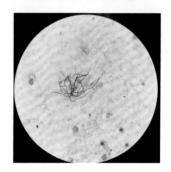

图5-3-1　奴卡菌在G染色和弱抗酸染色下显示

病例5-3-1

患者,男性,58岁,发热咳嗽2周。

胸CT见右下肺前基底段斑片影伴空洞,局部支气管扩张(图5-3-2)。

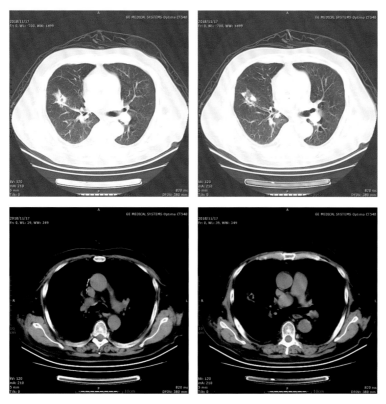

图5-3-2 胸CT

RP-EBUS探及低回声区,钳取组织标本,ROSE见大量中性粒细胞、肉芽肿、坏死背景,巨噬细胞吞噬较多颗粒及星形小体,部分多核巨噬细胞,革兰染色可见分枝杆菌(图5-3-3),形态符合奴卡菌。

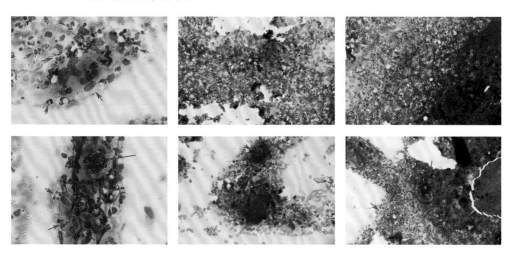

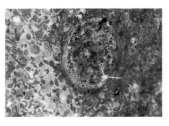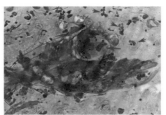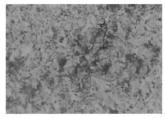

红色箭头示中性粒细胞,深蓝色箭头示多核巨噬细胞,浅蓝色箭头示淋巴细胞,黄色箭头示星形小体,绿色箭头示奴卡菌。

图5-3-3 细胞学涂片

病例5-3-2

患者,男性,32岁,左下肢肿痛,发热伴咳嗽咳痰2周。既往重症肌无力,长期服用泼尼松。

胸CT示双肺多发斑片影,以胸膜下为主,部分空洞影伴液平,以左侧为著(图5-3-4)。左侧视野缺损,眼科检查见左视网膜病变。颅MRI见左颞、左颞肌、双侧咬肌感染性病变。前列腺MRI报左侧前列腺感染性病变。

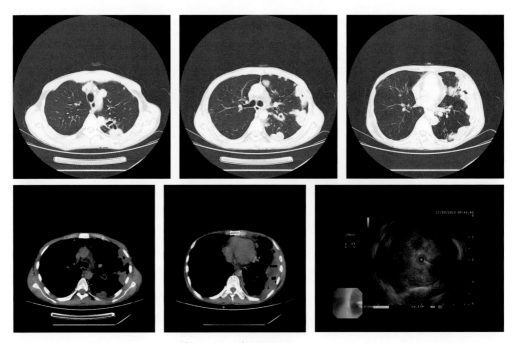

图5-3-4 胸CT及RP-EBUS0

左侧下肢皮下脓肿穿刺液涂片弱抗酸及革兰染色见分枝细菌,形态似奴卡菌(图5-3-5)。

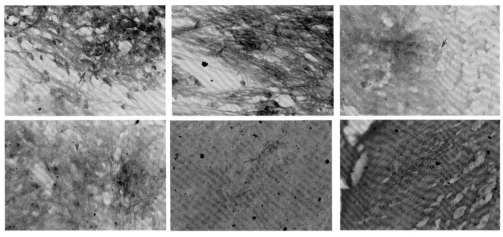

红色箭头示分枝细菌。

图5-3-5　奴卡菌

　　气管镜检见左上叶黏膜充血,少量分泌物。RP-EBUS于左上叶舌段前支及低回声区,行TBLB,涂片Diff-Quick染色见显著坏死,大量中性粒细胞及少许可疑丝状物(图5-3-6)。

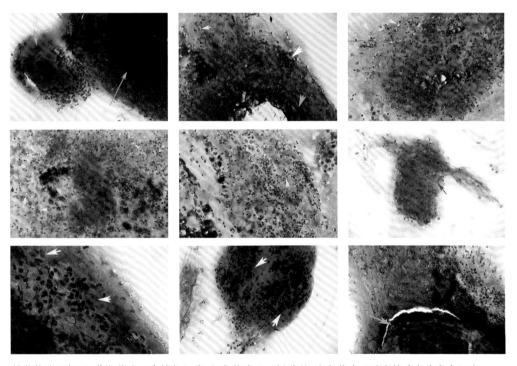

绿色箭头示坏死,黄色箭头示中性粒细胞,红色箭头示可疑菌丝,白色箭头示反应性改变的上皮细胞。

图5-3-6　TBLB细胞学涂片

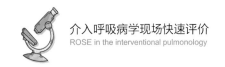

弱抗酸及革兰染色见形态似奴卡菌的分枝细菌。培养报皮疽奴卡菌。

奴卡菌的标准生化反应相对不活跃,若没有分子基因技术则很难对其进行菌种鉴定,基于 16SrRNA 序列分析,目前已鉴定出近100个菌种,约30个种与人奴卡菌感染有关。引起播散型感染的大多数为盖尔森基兴奴卡菌(曾是星形奴卡菌复合群的一员)、鼻疽奴卡菌、假巴西奴卡菌及南非奴卡菌和星形奴卡菌复合群中的某些种。奴卡菌病在全球各地均有散发,成人较儿童多见,男性居多。尚无人传人证据,无季节性。常见于有免疫缺陷的患者,如淋巴瘤、器官移植、接受糖皮质激素治疗或艾滋病患者。近年来发现,慢性呼吸道疾病如结构性肺病、慢性阻塞性肺疾病也是肺奴卡菌感染的危险因素,甚至可发生在正常人群中。

肺是奴卡菌属最常侵犯的部位,肺内病灶可直接播散到临近组织引起心包炎、纵隔炎和上腔静脉综合征等。亦可经血液播散至肺以外部位;半数以上肺奴卡菌病患者合并肺外疾病,脑是最常见的播散部位。奴卡菌肺部感染患者的胸部CT可以有多种表现同时存在,以结节影、斑片、实变影多见,其次为空洞、团块影,合并胸腔积液也不少见。结节的大小通常不均等,调整窗宽和窗位,能看到结节内呈较低密度。结节周围可以有晕征,类似于真菌感染。空洞性病变亦为奴卡菌感染的常见征象,且多个文献认为,空洞性病变常在发病后2周内出现(出现较早),空洞性病变较多出现在免疫功能低下者中。支气管扩张和支气管管壁增厚亦为奴卡菌感染的征象,其中支气管管壁可以明显增厚,较其他感染性病变明显。

虽然奴卡菌的感染率低,但病死率高。有报道奴卡菌颅内感染死亡率高达60%～100%,肺部感染为41%,播散性感染为64%。奴卡菌感染一般为局限型,预后较好,播散型预后差,且病死率高,合并感染是造成奴卡菌病死亡的主要原因。

奴卡菌在大多数真菌和分枝杆菌培养基上生长良好,但分枝杆菌培养时用来抑制杂菌生长的预处理方法同样可以杀死奴卡菌,且奴卡菌生长相对缓慢。因此,临床在怀疑奴卡菌感染时,应及时与实验室沟通,对疑似菌落或者原始接种区涂片做弱抗酸染色、反复送检并延长培养;如有条件可借助于基因检测手段,最大限度地提高阳性分离率。

第四节　放线菌感染的细胞学表现

放线菌分布各地,厌氧共生在口咽、消化道、女性生殖道,常致乳腺、胰腺和下颌

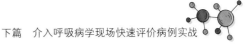

感染,导致放线菌病,也可发生于腹腔手术或内镜下支架置入术后。在化脓背景中,可见锐角分枝的丝状无隔膜的直径为 $1\sim1.5\mu m$ 的丝状体,可见于"硫黄颗粒"或棉毛丛中。在 Giemsa、革兰染色或六胺银染色法(grocott methenamine silver, GMS)中呈阳性,而在抗酸染色呈中阴性。

第五节　肺孢子菌感染的细胞学表现

正常肺内 PCR 也可查到孢子菌。免疫缺陷者多见,可侵犯淋巴结、脾和骨髓。孢子菌有 $5\sim8\mu m$ 杯状或头盔形泡囊,呈极微弱的双折射,在 Papanicolaou 染色片中有时可见小暗绿色核,而在 Giemsa 或 Diff-Quick 染色片中,呈微小圆形蓝色核(图5-5-1)。孢囊聚集成细支气管泡沫样铸型,在 Papanicolaou 染色片中呈嗜酸性,而在 Giemsa 染色片中呈紫色。孢子菌目前尚不能培养,但是 Papanicolaou 染色的支气管灌洗物中可见泡沫样铸型,银染可见囊孢,核染色呈青黑色,银染应常规用于此类标本。应该注意的是,银染过热时红细胞将染色是假阳性,与孢子菌相似,易混淆。在淋巴结细针吸活检标本中,可见孢子聚集在淋巴细胞、浆细胞、组织细胞和大量中性粒细胞之间。

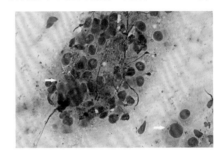

图5-5-1　肺孢子菌

(本图由天津医科大学总医院呼吸与危重症医学科冯靖教授提供)

第六节　支原体肺炎的细胞学表现

支原体侵犯上皮细胞,致上皮细胞变性坏死。背景可见渗出、坏死、肉芽肿样结构,较多淋巴细胞或少量中性粒细胞。上皮细胞反应性改变,可呈轻度异形,有时可见多核,出现核异形应与肿瘤细胞相鉴别。反应性改变的上皮细胞,核染色较浅,核相对较小,细胞分布较散。

病例5-6-1

患者,男性,16岁,畏寒发热1周。胸CT见左下肺实变影(图5-6-1)。

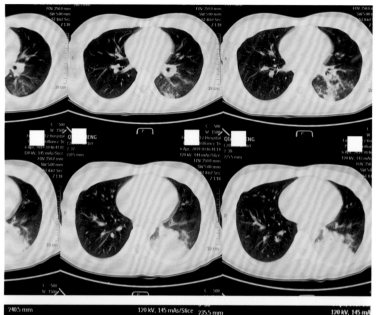

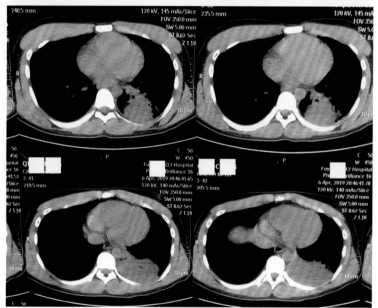

图 5-6-1　胸 CT

当地医院抗感染治疗无效。气管镜检查：①常规镜见左下叶开口较多分泌物；②RP-EBUS 左下叶后基底段（B10a）支内探及低回声区。TBLB 标本 ROSE 见大量上皮细胞反应性改变,核大异形,染色浅淡,部分坏死,淋巴细胞增多,少许中性粒细胞（图 5-6-2）。提示普通细菌感染可能性小,病毒或支原体感染可能性大。建议送核酸检测。BALF-NGS 与咽拭子 DNA 均报告支原体感染。

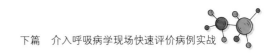

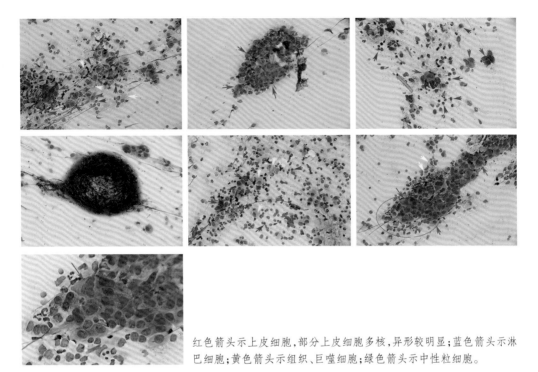

红色箭头示上皮细胞,部分上皮细胞多核,异形较明显;蓝色箭头示淋巴细胞;黄色箭头示组织、巨噬细胞;绿色箭头示中性粒细胞。

图5-6-2　左肺下叶后基底段TBLB标本涂片

第七节　病毒性肺炎的细胞学表现

病毒性肺炎无非特异性细胞学表现。一般表现为纤毛细胞变性崩解,同时存在上皮细胞增生、修复。部分病毒所致炎症损伤可见特异性细胞学表现。

1. 1型单纯疱疹病毒

1型单纯疱疹病毒可致呼吸道黏膜溃疡。细胞学的形态改变是非特异的,在炎症背景中,有时可见特异的多核或核内包含体嗜酸,上皮细胞增生、修复,似腺癌。核增大,苍白、半透明,核仁消失。染色质边集。

2. 麻　疹

麻疹病变沿呼吸道分布,小气管及肺泡为著。ROSE可见多核巨噬细胞,核可达50个以上,胞浆丰富,嗜酸性包涵体位于胞浆或核内。上皮细胞增生或鳞状化生。

3. 呼吸道合胞病毒

呼吸道合胞病毒感染多发于免疫抑制者。痰或BALF标本中,可见巨大的多核细胞聚集,直径可达100μm以上。胞浆内有嗜酸性的包涵体,位于核周,外围见光晕,直

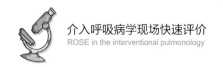

径为1～2 μm。细胞学表现似麻疹,确诊需依赖免疫荧光。

4. 腺病毒

腺病毒感染可出现黏膜坏死性炎症或间质性肺炎两种病变。可见两类包涵体:一种是类似于单纯疱疹病毒的嗜酸性核内包涵体,另一种是嗜碱性或双嗜性,占据整个核。常见纤毛上皮细胞变性崩解。

5. 巨噬细胞病毒

巨细胞病毒可机会致病。可出现在痰、BALF、针吸活检标本中,可见巨大的核内包涵体,外围可见光晕,核膜增厚致密,似猫头鹰眼。部分病例中,可见胞浆内包涵体,呈圆形,PAS染色阳性。受染细胞形态变大(图3-3-6)。典型细胞数量少,须仔细寻找。

病例5-7-1

患者,男性,36岁,发热伴咳嗽6天。血炎症指标略高,胸CT见右下肺实变影,呈楔形伴支气管充气征,边界不清(图5-7-1)。

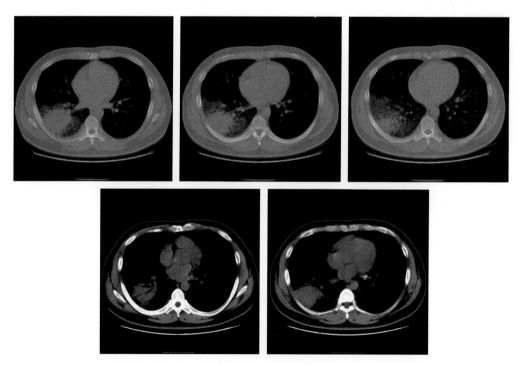

图5-7-1 胸CT

ROSE见上皮细胞反应性改变,部分细胞崩解,大量淋巴细胞聚集,少量中性粒细

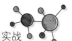

胞、成纤维细胞及肉芽肿样改变(图5-7-2)。

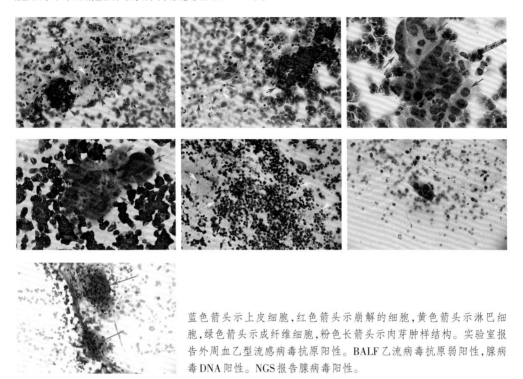

蓝色箭头示上皮细胞,红色箭头示崩解的细胞,黄色箭头示淋巴细胞,绿色箭头示成纤维细胞,粉色长箭头示肉芽肿样结构。实验室报告外周血乙型流感病毒抗原阳性。BALF乙流病毒抗原弱阳性,腺病毒DNA阳性。NGS报告腺病毒阳性。

图5-7-2　TBLB标本细胞学涂片

第八节　真菌感染的细胞学表现

真菌感染形成肉芽肿或化脓性肉芽肿,但纯粹的化脓性变多见于有免疫缺陷者。大多数种类的真菌可在Diff-Quick、Papanicolaou、Giemsa或真菌荧光染色中显影,可见大量负像或不同程度染色的真菌。常规染色中真菌的染色程度不同,似乎取决于真菌种类及菌丝的降解程度。当常规染色提示真菌可能时,推荐快速荧光染色法排查真菌,荧光染色较Diff-Quick染色更加敏感。建议同时送实验室行银染及培养。需要强调的是,真菌感染的ROSE判读,目标不是现场确认哪种真菌,而是提示活检是否取到病变组织,以及疾病诊断的大致方向。

一、念珠菌

念珠菌常致皮肤、口咽、食管、阴道感染,易见于有免疫缺陷者,尤其是HIV阳性

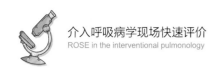

者。在化脓性背景中,可见卵圆形3～4μm直径酵母、假菌丝,少见真菌丝,菌丝分节处变狭窄(图5-8-1)。

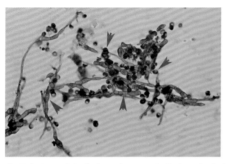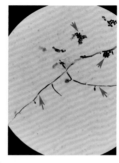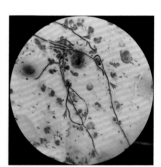

革兰染色。蓝色箭头示菌丝,红色箭头示念珠菌。

图5-8-1 念珠菌

病例5-8-1

　　患者,男性,50岁。食管癌根治术后,发现食管气管瘘半月余。支气管支架置入术后,吸入性肺炎。气管镜下见:①左主支气管瘘口;②支架置入术。支架表面肉芽增生,表覆白色坏死物。取坏死物涂片,Diff-Quick染色,在坏死背景中可见大量深染的圆形或椭圆形结节,外周有不着色区,呈串珠样排列(图5-8-2)。

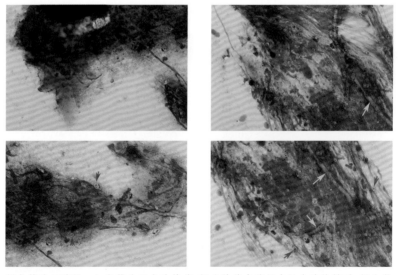

绿色箭头示菌丝。红色箭头示念珠结节,部分结节在菌丝内呈念珠状排列,部分散在游离。结节外周不着色,形似隐球菌孢子。

图5-8-2 坏死物涂片Diff-Quick染色

二、隐球菌

隐球菌分布全球,可致肺炎。对于有免疫缺陷者,可侵及中枢神经、腺体、消化道、淋巴结和皮肤。通常,隐球菌感染表现为化脓性特点,可见大量中性粒细胞混合有一些淋巴细胞、组织细胞,亦可见肉芽肿。隐球菌可存在于肉芽肿、组织细胞内,或以游离状态存在。隐球菌直径5~15μm不等,有一个有光晕的荚膜,该荚膜Diff-Quick 或 Giemsa 染色呈阴性,Mucicarmine 染色呈阳性。在 Diff-Quick 染色片中,该荚膜处于微染的菌体及周围着色浆液背景之间。有狭窄的颈出芽和自荧光。但在免疫缺陷者,隐球菌可能缺少光晕壳,此时需要与组织胞浆菌和更小的念珠菌相鉴别(图5-8-3)。组织胞浆菌的大小较一致,更小且有形状不一的出芽。

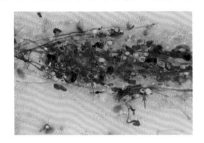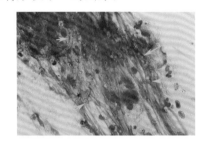

图5-8-3　隐球菌(左图)与念珠菌(右图)

病例5-8-2

患者,女性,49岁,无业。体检时发现右肺结节。胸CT示右肺下叶内基底段小结节影,边界欠清(图5-8-4)。既往体健。5个月前在澳洲旅行曾接触过鸽子。

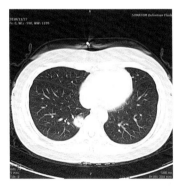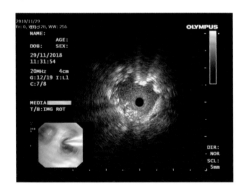

图5-8-4　胸CT

体格检查无异常。实验室检查:血常规、CRP、PCT、生化、血肿标、血G试验、GM试验、血隐球菌抗原、血管炎相关抗体、自身抗体、T-SPOT均阴性。ECG,上腹部、泌尿

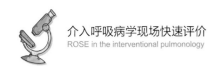
系、浅表淋巴结超声未见异常。气管镜检:①镜下未见明显异常;②RP-EBUS探见右下内基底段a支内低回声区。于此段行TBLB,标本涂片图见5-8-5。

1. 大量巨噬细胞

巨噬细胞是"清道夫",可吞噬、消化外来物及炎性渗出物,胞浆内常见颗粒样固体及脂质空泡。

2. 多核巨噬细胞

当单核巨噬细胞吞噬了难以酶解消化的物质时,就会释放趋化因子,发出求援信号,周围的巨噬细胞快速驰援,与之融合。融合后成为多核巨噬细胞,达成延长生存期、增强战斗力的目的。如果吞噬的仅仅是炎性渗出物或坏死的组织细胞,单核巨噬细胞足以将其酶解消化。若出现大量多核巨噬细胞,则表明出现了难以酶解消化的东西。常见的有隐球菌、分枝杆菌、组织胞浆菌、矽尘等。

3. 坏死、肉芽肿背景

如果慢性炎症持续存在,而免疫细胞难以在短时间内清除致炎物质,为阻止炎症扩散,单核细胞、上皮细胞、成纤维细胞等转而执行"A计划":将自己演变成纤细狭长的类上皮细胞并分泌胶原蛋白,以包裹外来物,形成肉芽肿。

4. 圆形颗粒

多核巨噬细胞内有圆形致密物,部分已经破碎。在巨噬细胞外围,有数个圆形颗粒状物正被胞吞,也可见多个单核巨噬细胞正与多核巨噬细胞融合。在多核巨噬细胞及肉芽肿内可见多个圆形致密物。形态上疑似隐球菌。

肉芽肿内见散在多个圆形致密物,形态上可分为两类:一类呈实心颗粒状,外围不着色;另一类是中央不着色的致密圆圈,微调焦距,可见折光。两者均疑是隐球菌。

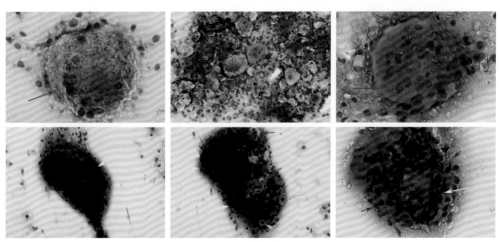

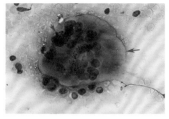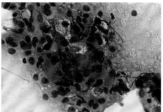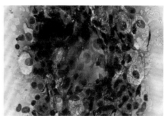

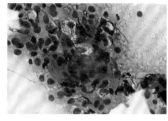

红色箭头示疑似隐球菌,蓝色箭头示多核巨噬细胞,绿色箭头示单核巨噬细胞,黄色箭头示肉芽肿。

图5-8-5　TBLB标本涂片Diff-Quick染色所见

建议标本重点送隐球菌相关检查。

支气管肺泡灌洗液:GM试验、隐球菌抗原、抗酸染色呈阴性,细胞、真菌培养阴性。刷检标本:抗酸染色、细胞病理学检查结果呈阴性,微生物培养结果呈阴性。组织NGS:呈阴性。组织培养报:奥斯陆莫拉氏菌+(正常寄生于表皮、黏膜,是机会致病菌),未见真菌。组织病理报:肺组织充血、出血,灶性淋巴细胞浸润,肺泡上皮细胞增生,肺泡腔内组织细胞聚集,灶性纤维组织增生。

综合考虑隐球菌肺炎可能性大,诊断性治疗:氟康唑口服1个月后复查,病灶较前明显缩小,2个月后病变基本消失。

病例5-8-2 NGS呈阴性,可能与隐球菌荚膜厚,常规裂解液对隐球菌荚膜裂解效率低,破壁困难,核酸提取量太少有关。建议采用机械研磨、超声破碎、酶裂解等方法提高裂解效率,从而提高检出率。在免疫功能正常的患者,病变相对较轻且稳定,被免疫细胞攻击过的隐球菌很难培在体外养成功,常致假阴性结果。组织病理学结果受切片层面影响,当隐球菌数量较少且局限时,可致假阴性结果。可见,综合包括ROSE在内的多种方法,有助于提高诊断成功率。

病例5-8-3

患者,女性,33岁,分娩后3个月,反复咳嗽咳痰20余天,发热1周余。妊娠期曾有高血糖史。当地医院诊断为"肺炎",β-内酰胺类抗生素抗感染无效。

胸CT示左肺下叶斑片渗出影,部分实变(图5-8-6)。支气管镜检查见左下背段

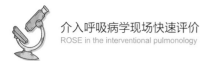

黏膜充血水肿。

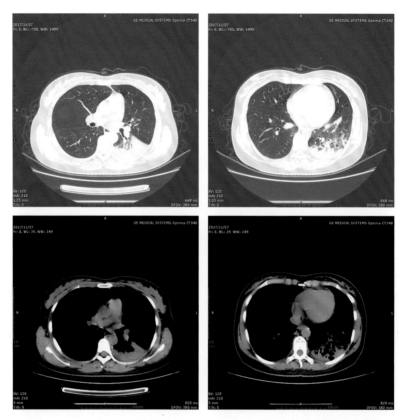

图 5-8-6　胸 CT

　　TBLB标本涂片 Diff-Quick 见显著的坏死、肉芽肿背景,大量多核巨噬细胞,在巨噬细胞的胞浆和肉芽肿组织内可见隐球菌(图5-8-7)。

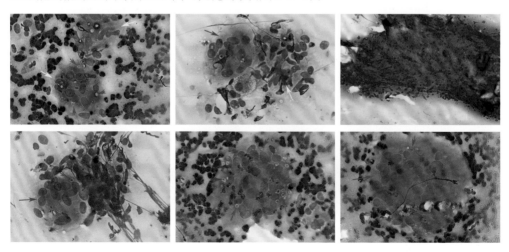

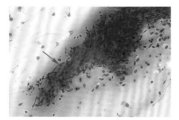

红色箭头示疑似隐球菌,蓝色箭头示多核巨噬细胞,绿色箭头示单核巨噬细胞,黄色箭头示肉芽肿。

图 5-8-7　TBLB 标本涂片 Diff-Quick 染色所见

病例 5-8-4

患者,男性,66 岁,体检发现肺部阴影半月。

胸 CT 示右下肺小斑片影伴钙化,边界不清(图 5-8-8)。

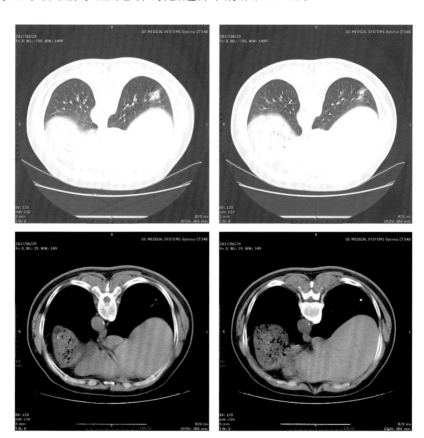

图 5-8-8　胸 CT

CT 引导下右下肺病灶经皮穿刺活检,ROSR 见大量肉芽肿、多核巨噬细胞,在肉芽肿和巨噬细胞胞浆内有大量高密度颗粒状物,大小不一,密度不一,形态不完全一致

185

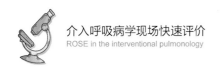

（图5-8-9-A和B）。颗粒物周围不着色折光晕,疑似真菌孢子。部分呈圆圈状,中央不着色,其外壁致密,略有折光,呈"O"形（图5-8-9-C）。微调焦距,所有可疑颗粒物均可见中央致密、外周不着色光晕（图5-8-9-D）。两种形态均考虑为隐球菌孢子。镜下形态多样,可能与隐球菌受免疫攻击后三维形态变化有关。活力强的,硕大饱满,菌体呈球形,在某个焦距下呈"O"形;受攻击后苟延残喘的,则龟缩扁平,甚至若隐若现,镜下始终无"O"形;被攻击粉碎的菌体则残留高致密的碎屑。

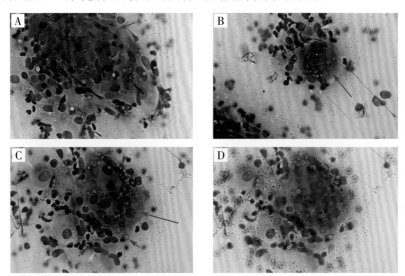

多核巨噬细胞内外大量颗粒状致密物,折光,外周不着色。红色箭头示疑似隐球菌孢子,蓝色箭头示多核巨噬细胞,绿色箭头示单核巨噬细胞。

图5-8-9　细胞学涂片

病例5-8-5

患者,男性,36岁,体检发现肺部阴影1月余。胸CT见右肺中叶实变影,伴支气管充气征,可见多个卫星灶（图5-8-10）。

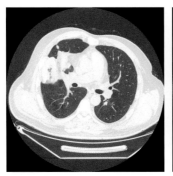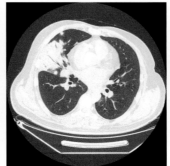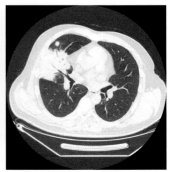

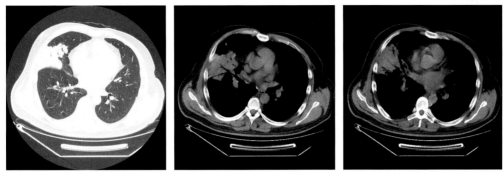

图 5-8-10　胸CT

　　TBLB标本 Diff-Quick 染色,ROSE 见巨噬细胞内大量高密度圆形颗粒,荧光染色见大小不等的圆形颗粒(图5-8-11)。疑似隐球菌。

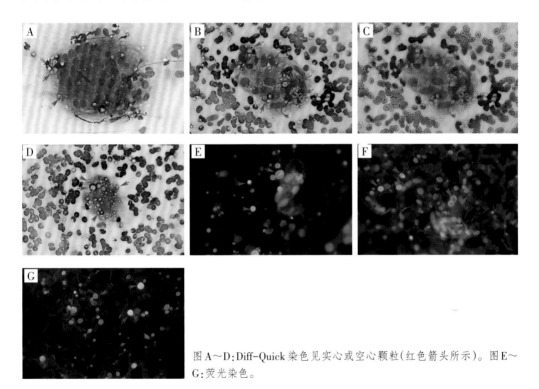

图 A~D:Diff-Quick 染色见实心或空心颗粒(红色箭头所示)。图 E~G:荧光染色。

图 5-8-11　ROSE

三、组织胞浆菌

　　组织胞浆菌侵犯肺、淋巴结、乳腺、肾上腺、脾和皮下组织,尤其多发于免疫缺陷者中。在胸CT中可见纵隔淋巴结肿大伴钙化,与结核、肿瘤相似。组织胞浆菌是双相

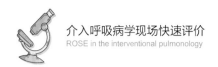

形态真菌,最常见的是直径3～5μm的卵圆形苍白酵母,伴有单个多变的狭窄基底的出芽。在Papanicolaou和Giemsa染色中难以见到组织胞浆菌,但组织胞浆菌当大量存在时,可呈负像存在于多核巨噬细胞的胞浆中,银染时更易发现。需与利什曼无鞭型及无不着色荚膜的新型隐球菌相鉴别。组织胞浆菌抗酸染色被亚甲蓝染成蓝色,而隐球菌不着色,呈空白。

四、曲霉菌

曲霉菌和相关种属分布全球,包括烟曲霉、土曲霉、黑曲霉、黄曲霉等,常见于上呼吸道、鼻旁窦、肺和纵隔淋巴结,也可侵犯免疫缺陷者的皮肤和中枢神经及其他部位。曲霉菌可见锐角分枝的有隔膜的菌丝,直径为7μm(图5-8-12)。在Papanicolaou和Giemsa染色时,在坏死背景或化脓背景中,菌丝染色不定且较浅,或呈负像。银染时显见。在肺部曲霉菌可致肺空洞及草酸钙结晶,曲霉菌空洞可致鳞状上皮不典型化生,应与鳞癌相鉴别。

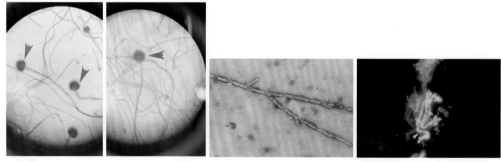

粉色箭头示曲霉分生孢子头,黄色箭头示直径约7μm的菌丝,红色箭头示锐角分枝,绿色箭头示分隔膜,蓝色箭头示坏死性的中性粒细胞。

图5-8-12　曲霉菌丝

病例5-8-6

患者,女性,77岁,发现肺部阴影2年。胸CT示左上叶舌段近心缘团片影,与1年前相仿(图5-8-13)。气管镜检查:①常规镜下见左舌叶开口外压性狭窄;②CP-EBUS探及右下基底段开口前侧壁病灶部位低回声影(图5-8-13)。

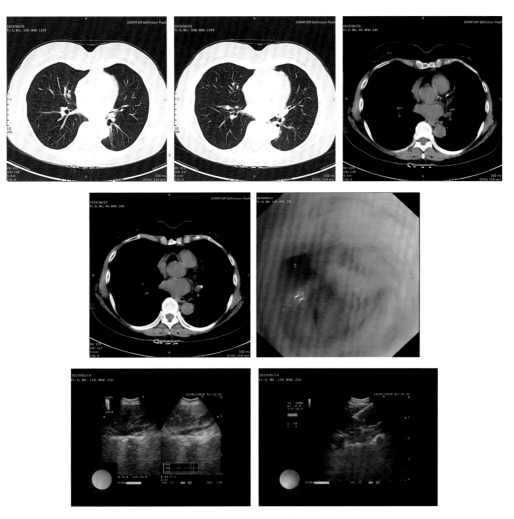

图5-8-13 胸CT及气管镜下所见

于左上叶舌段行针吸活检,标本喷涂片,Diff-Quick染色见显著碎屑样坏死,其间有少许淡染的丝状真菌,荧光染色可见明显的丝状菌丝,内有隔膜,锐角分枝(图5-8-14)。考虑曲霉菌感染可能。

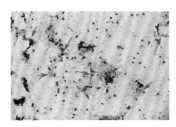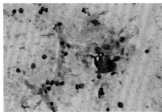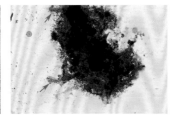

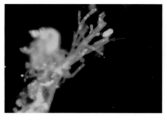
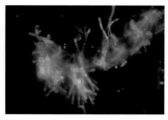
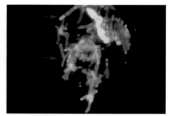

红色箭头示丝状真菌。

图5-8-14　针吸活检标本Diff-Quick染色与荧光染色

病例5-8-7

患者,男性,54岁,咳嗽咳痰数月。

胸CT示左上、右中、左下支扩伴痰栓阻塞管腔。气管镜检查见左下叶前基底段痰液栓堵塞管腔(图5-8-15)。

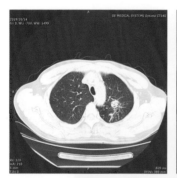
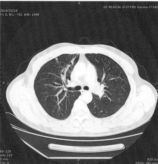
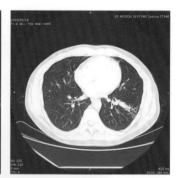
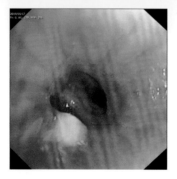
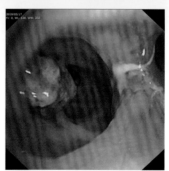

图5-8-15　胸CT与气管镜检查所见

左下叶前基底段刷检,ROSE见上皮细胞反应性改变,未见显著异形或菌丝。换超细支气管镜,左上叶尖段探查,见尖段支气管扩张,黏膜充血水肿。钳取组织涂片,Diff-Quick染色见显著坏死,大量嗜酸性粒细胞浸润,未见中性粒细胞增多或真菌菌丝,荧光染色阴性(图5-8-16)。

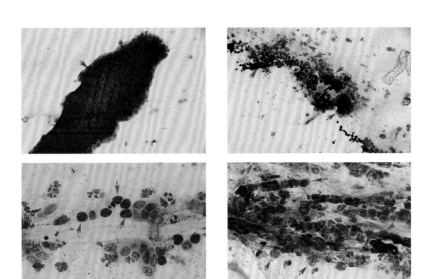

大量嗜酸性粒细胞(蓝色箭头所示),伴上皮细胞反应性改变,部分上皮细胞增生(红色箭头所示)。

图5-8-16　左上叶黏膜活检涂片Diff-Quick染色

继续探查,见远端有一大空腔,腔内可见球形物(图5-8-15),钳取松软球形物涂片,Diff-Quick染色见显著坏死,坏死团的周边可见菌丝。荧光染色见丝状菌丝,有隔膜(图5-8-17)。结合病史及其他检查结果,符合过敏性支气管肺曲霉菌病(allergic bronchopulmonary aspergillosis,ABPA)伴曲菌球形成。

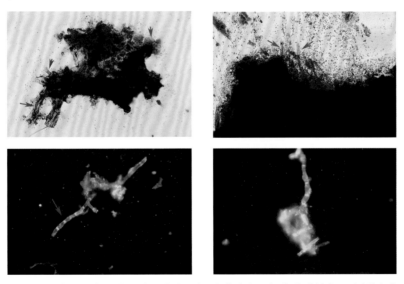

Diff-Quick染色见坏死物边缘丝状菌丝(红色箭头所示),伴嗜酸性粒细胞(蓝色箭头所示)。荧光染色显见大量菌丝,有隔膜(红色长箭头所示)。判断曲霉菌可能。结合临床信息,考虑ABPA。

图5-8-17　曲菌球涂片所见

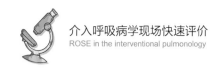

病例 5-8-8

患者,女性,66岁,体检发现肺部病灶2周。胸CT示右肺中叶不张伴右侧胸腔积液;气管镜检见右中叶外侧段坏死物堵塞管腔;RP-EBUS探及低回声区(图5-8-18)。

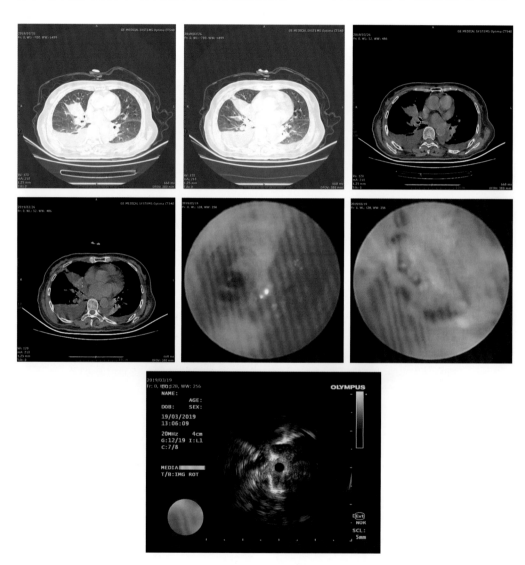

图 5-8-18　胸CT及气管镜下所见

于右中叶外侧段活检,标本涂片,Diff-Quick染色见大量显著坏死,中性粒细胞增多,伴上皮细胞反应性改变;荧光染色见大量成团的丝状菌丝,大部分呈细带状缠绕,部分可见隔膜(图5-8-19)。疑似曲霉菌。建议送真菌相关检验。

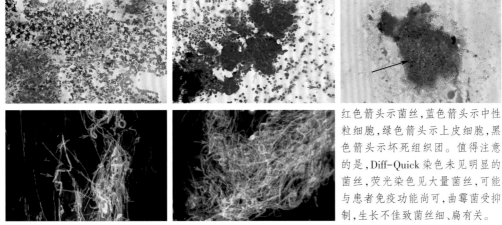

红色箭头示菌丝,蓝色箭头示中性粒细胞,绿色箭头示上皮细胞,黑色箭头示坏死组织团。值得注意的是,Diff-Quick染色未见明显的菌丝,荧光染色见大量菌丝,可能与患者免疫功能尚可,曲霉菌受抑制,生长不佳致菌丝细、扁有关。

图5-8-19　中叶外侧段活检细胞学涂片所见

病例 5-8-9

患者,男性,31岁,咳嗽咳痰伴咯血2周。既往7年前曾患肺结核,抗结核治疗1年。胸CT见右肺上叶、两肺下叶支气管扩张伴感染,右肺上叶及左肺下叶内基底段支气管腔内黏液栓(图5-8-20)。外周血嗜酸性粒细胞占23.7%,血IgE＞2000K IU/L。

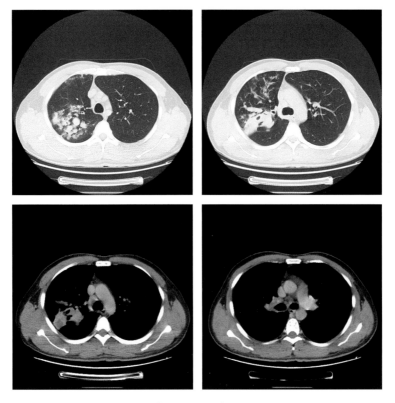

图5-8-20　胸CT

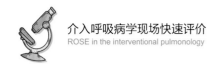

　　气管镜检查见右上叶前、后段开口黏膜肿胀，管腔狭窄，较多黏液痰栓，予刷、灌，送微生物培养。于右上叶后段TBLB，ROSE见大量嗜酸性粒细胞、坏死、肉芽肿，见可疑菌丝，真菌荧光未见真菌丝(图5-8-21)。结合临床，符合ABPA的改变。

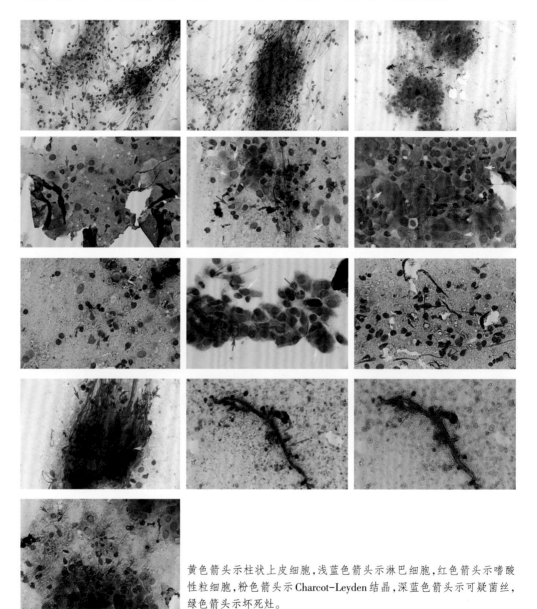

黄色箭头示柱状上皮细胞，浅蓝色箭头示淋巴细胞，红色箭头示嗜酸性粒细胞，粉色箭头示Charcot-Leyden结晶，深蓝色箭头示可疑菌丝，绿色箭头示坏死灶。

图5-8-21　现场细胞学涂片

五、毛霉菌

毛霉菌常侵犯头、颈、肺,多见于中性粒细胞缺乏、烧伤、肾移植术后或其他免疫抑制者。菌丝直径为$2\sim50\mu m$,无隔膜,可折叠,宽带样呈直角或钝角分枝,可见于化脓或坏死背景中。扭曲的菌丝貌似隔膜。在银染、DiPAS及常规染色均可显示。

病例5-8-10

男性,64岁,确诊急性髓系细胞白血病1月余,化疗后。胸CT示右上叶反晕征(图5-8-22)。

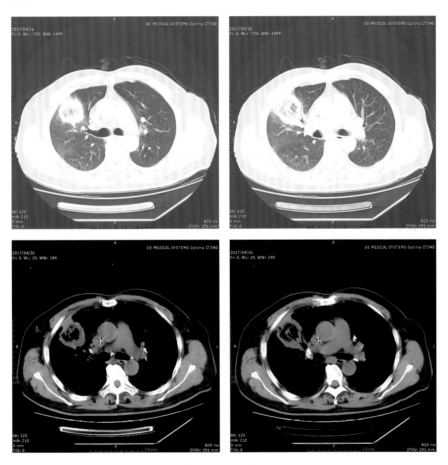

图5-8-22　胸CT

气管镜下见右上叶黏膜充血水肿,RP-EBUS见低回声区。TBLB标本涂片,Diff-Quick染色见显著坏死背景,较多粗大丝状真菌,菌丝无隔膜;荧光染色见丝状菌丝,

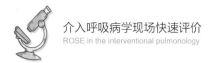
无隔膜(图5-8-23)。考虑为毛霉菌。真菌培养证实毛霉菌(图5-8-24)。

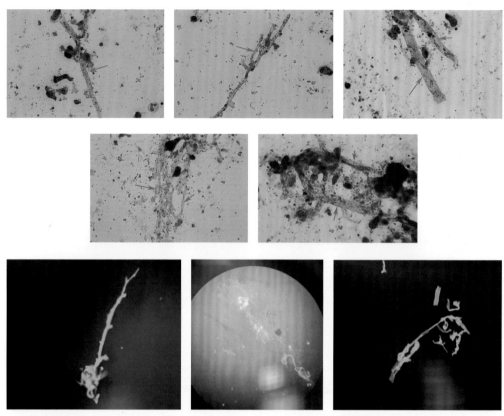

红色箭头示菌丝。

图5-8-23 TBLB标本细胞学涂片

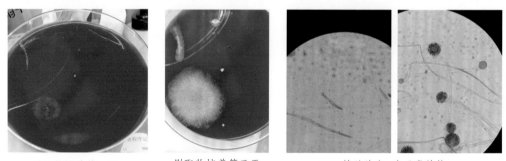

刷取物培养第一天　　　刷取物培养第三天　　　棉兰染色,孢子囊结构

根据结构特征,无假根,孢子梗发自气生菌丝,孢子囊球形,囊轴圆形近扁圆形,鉴定为接合菌的毛霉菌属。

图5-8-24 毛霉菌形态

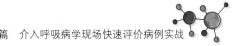

六、裂褶菌

裂褶菌是植物真菌，属担子菌门，经两性细胞核配合后产生外生孢子，外生孢子生在担子上，被称为担孢子（Basidiospore）。野外生长于烂腐木头或植物上，是菌菇养殖中常见的杂菌。可经呼吸道吸入，条件性致病。

病例 5-8-11

患者，男性，24岁，咳嗽咳痰伴痰中带血1周。5年前曾被临床诊断为ABPA，抗真菌治疗后好转。胸CT示右肺上叶前段斑片影伴支气管阻塞；支气管镜检见右上叶前段亚支开口脓性坏死物堵塞管腔（图5-8-25）。

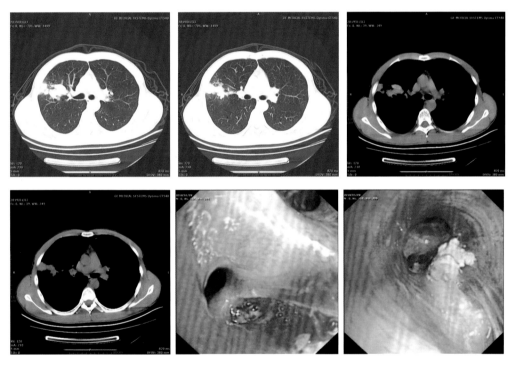

图5-8-25　胸CT及气管镜下表现

于此处行刷检、TBLB，Diff-Quick染色见显著碎屑样坏死，大量中性粒细胞，部分嗜酸性粒细胞，部分肉芽肿样结构，上皮细胞反应性改变显著。数条可疑菌丝，染色浅淡，有分枝，无折光，无横膈膜。可见一条疑似菌丝的周围大量中性粒细胞聚集（图5-8-26）。

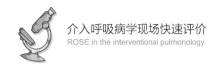

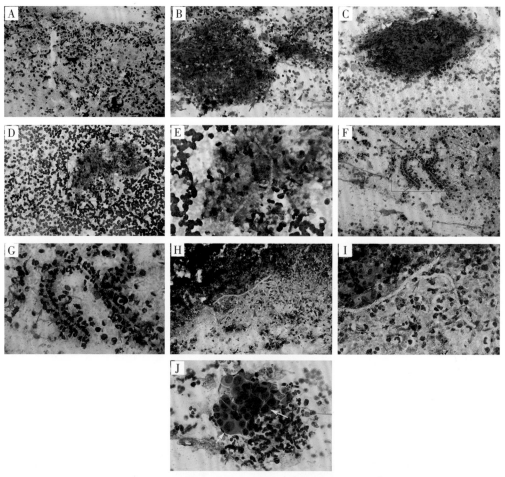

图 A、B：碎屑样坏死背景，大量中性粒细胞（蓝色箭头所示），嗜酸性粒细胞增多（绿色箭头所示）。图 C：肉芽肿样病变。图 D：坏死灶内见一条疑似菌丝样的结构，红框区域转高倍镜下观察。图 E：图 D 红框内的区域在 10×100 镜头下所见，红色箭头示可疑菌丝。图 F：坏死背景下一条疑似菌丝的浅染条带，有分枝，其周边聚集大量中性粒细胞，被称为"蚂蚁上树"。图 G：图 F 红框区域在 10×100 镜下所见。图 H 和 I：另一条可疑菌丝，分别在 10×40 和 10×100 镜下所见，周围见大量中性粒细胞和少量嗜酸性粒细胞增多。图 J：上皮细胞反应性改变，核大深染（黄色箭头所示）。

图 5-8-26　细胞学涂片 Diff-Quick 染色

　　据 Diff-Quick 染色及临床表现，考虑真菌感染可能，予真菌荧光染色，见较多菌丝，形态不一，部分菌丝有隔膜、分枝（图 5-8-27）。结合病史，念珠菌或曲霉等多种真菌感染首先考虑，建议标本送真菌相关检测。

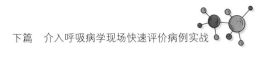

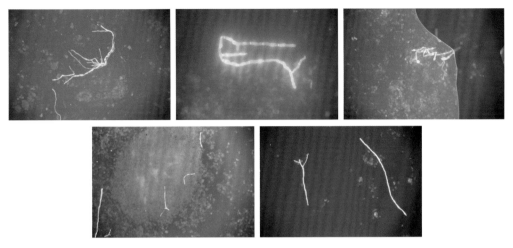

图5-8-27　荧光染色见大量形态不一的菌丝

微生物培养报告:培养见白色棉花团样菌落,涂片显微镜下见丝状真菌(图5-8-28)。PCR报告裂褶菌。

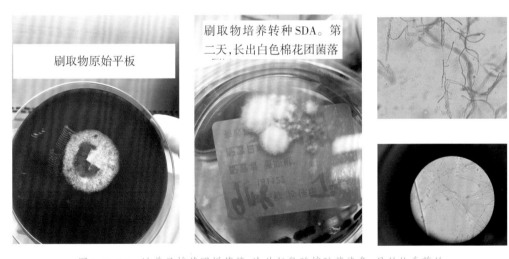

图5-8-28　培养见棉花团样菌落,涂片行乳酸棉酚蓝染色,见丝状真菌丝

在实验室,裂褶菌在37℃和28℃均能生长,但37℃环境生长更快。羊毛状菌落,较致密,难以切取,有特殊的甲烷样气味(methane-like odor)。对放线菌酮敏感(cycloheximide,400μg/mL),耐受苯菌灵(benomyl,2μg/mL)。菌丝特点为有隔菌丝,粗细不一(图5-8-29)。特征性结构包括钉突(spicules)、锁状联合(clamp connection)、担子果(basidiocarps)。培养3~6周后,菌株呈扇形伞菌。判定依赖核酸测序或质谱分析。

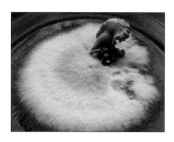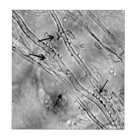

图 5-8-29　裂褶菌典型菌落及菌丝形态

七、马尔尼菲篮状菌

马尔尼菲篮状菌是双形态的机会性感染真菌,可在患者的肺、脾、肝、淋巴结中发现,可以二分裂法增殖,而非出芽。

标本培养于沙保培养基,25℃时形成的菌丝,有透明分隔的分枝菌丝,侧面或终端可见分生孢子梗(图5-8-30)。成熟的菌落有特征性的红棕色菌丝体,产生弥漫的红棕色素,可传代于含脑心浸出液的琼脂培养基上,37℃形成可侵袭组织的酵母型。免疫组化、血清学、PCR可用于诊断。

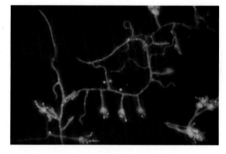

图 5-8-30　25℃时形成的菌丝

在组织片中,该菌可见于组织细胞或巨噬细胞的胞浆内或胞外。胞内的酵母呈球形,直径为2~4μm,酵母大多聚集充盈于巨噬细胞浆内,这些巨噬细胞聚集在一块。胞外酵母直径为3~8μm,呈球形、卵圆形或香肠形,有偏心或位于中央的点,部分酵母偶有横膈膜,GMS银染时横膈膜较外围的细胞壁染色更深。没有出芽,与组织胞浆菌不同。横膈膜代表二分裂式增殖,是马尔尼菲篮状菌的特征。隔膜在银染中最清晰,真菌荧光快速染色也清晰可见。而在Diff-Quick染色不着色,貌似菌体被不着色的横膜一分为二。

能被组织细胞胞吞的圆形病原体有原虫感染(利什曼、弓形虫、肺孢子虫)、深部真菌(马尔尼菲篮状菌、组织胞浆菌、皮炎芽生菌及隐球菌),还有细菌(鼻硬结病和肉芽肿性鼠蹊盾)。在鉴别诊断时,这些病原体均应考虑。

病例5-8-12

患者,女性,34岁,反复咳嗽半年,加重伴气急1个月。既往体健。胸CT见双肺多发斑片状的粟粒影伴空洞,纵隔及肺门淋巴结肿大(图5-8-31)。

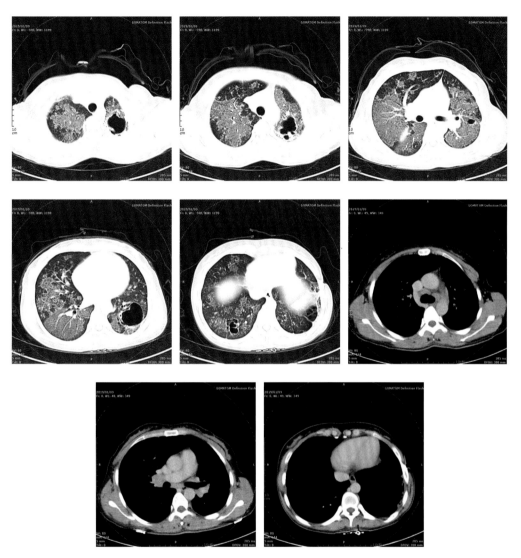

图5-8-31　胸CT

气管镜检:常规镜下见气管膜部黏膜隆起(图5-8-32)。于此处行黏膜活检,Diff-Quick染色见大量肉芽肿,个别肉芽肿内可见圆形颗粒状物,外周有一圈不着色区域,颗粒物中间有一条不着色横膈;荧光染色见大量圆形、卵圆形或腊肠形颗粒物,部分颗粒物中央有横膈。形态疑似马尔尼菲篮状菌。

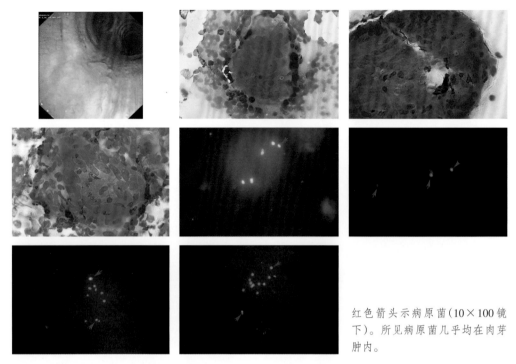

红色箭头示病原菌（10×100 镜下）。所见病原菌几乎均在肉芽肿内。

图 5-8-32 气管膜部黏膜活检涂片

患者纵隔淋巴结肿大，行 CP-EBUS，超声见第 7 组、4R、11Rs 部位可见低回声团块；予 TBNA 活检，喷涂片，行 Diff-Quick 染色，见大量坏死肉芽肿，未见颗粒状病原菌。荧光染色呈阴性（图 5-8-33）。

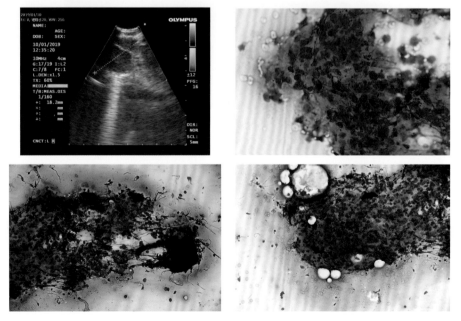

图 5-8-33 TBNA 标本 Diff-Quick 染色见肉芽肿

右肺下叶病变明显,行RP-EBUS,超声见右下叶背段内亚段低密度影。予TBLB,标本涂片,Diff-Quick染色见大量肉芽肿,肉芽肿内可见数个可疑颗粒物,伴组织细胞、巨噬细胞增多,部分多核巨噬细胞(图5-8-34)。

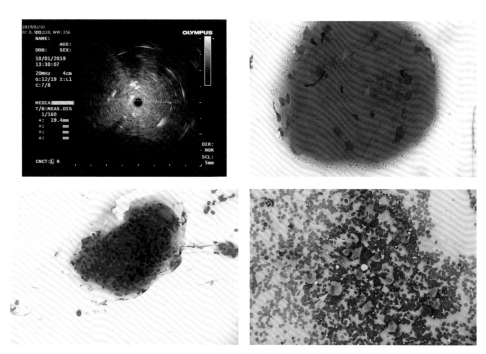

红色箭头示可疑病原菌,绿色箭头示组织、巨噬细胞。

图5-8-34　TBLB细胞学涂片

3个部位的标本,据ROSE所见,首选气管黏膜标本送微生物培养及相关检测。告知微生物室,马尔尼菲篮状菌可能,建议双温度培养(图5-8-35)。后续NGS亦报告马尔尼菲篮状菌。

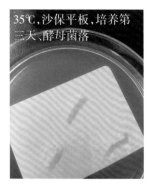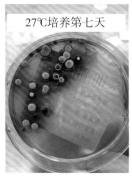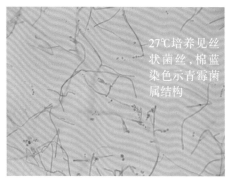

图5-8-35　双温度培养结果

27℃培养见白色菌落,丝状真菌,培养基呈酒红色。35℃培养见酵母菌落。后续基因检查显示患者STAT3突变致细胞免疫功能缺陷。STAT3是STATs家族成员,是其干扰素反应性STAT家族的7个成员之一,在刺激肝脏固有免疫介质表达及调节粒细胞、单核细胞祖细胞增殖方面具有重要作用。血清抗γ-干扰素抗体滴度1:100。诊断成人免疫缺陷综合征(adult-onset immunodeficiency)。

感谢广西医科大学附属第一医院曹存巍教授友情提供抗γ-干扰素抗体滴度检测服务。

病例5-8-13

患者,男性,27岁,咳嗽咳痰7天。既往回肠末段型狭窄型克罗恩病伴肛瘘活动期中度,慢性乙型肝炎携带。长期使用英夫利昔单抗、美沙拉秦等药。胸CT示右肺上叶前段结节伴空洞,周围晕征,右肺门及纵隔淋巴结肿大(图5-8-36)。

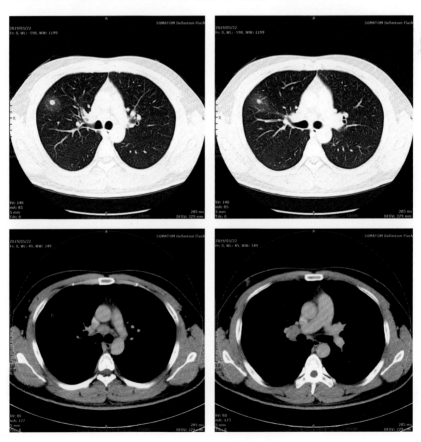

图5-8-36　胸CT

支气管镜检:常规镜下未见明显异常,右上叶前段外亚支RP-EBUS少许偏心低回声区。右上叶刷检,涂片Diff-Quick染色,见上皮细胞慢性反应性改变及肉芽肿样改变(图5-8-37)。

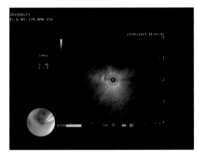
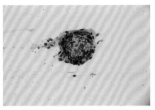
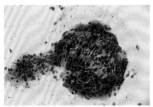

图5-8-37　右肺上叶刷检细胞学所见

CP-EBUS见第4组、11Rs部位低回声团块。TBNA喷涂片,见大量淋巴细胞,部分聚集成团伴坏死、肉芽肿样改变(图5-8-38)。提示活检成功,符合肉芽肿性疾病,建议TBNA标本送微生物检验。

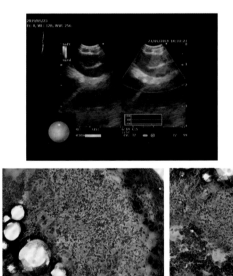
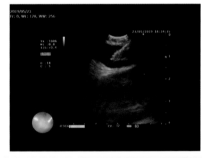
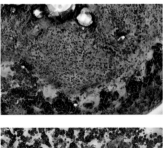
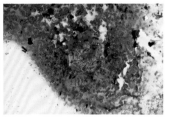
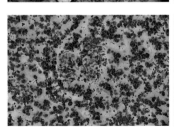
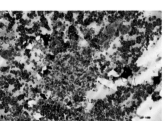

后续NGS报马尔尼菲篮状菌二条序列。

图5-8-38　EBUS-TBNA及细胞学喷片

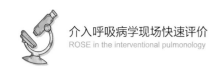

第九节　群兔傍地走，何以辨雌雄

结核分枝杆菌、丝状真菌、奴卡菌感染是普通的细菌感染，是临床上的常见问题。ROSE 也经常用于鉴别这些疾病。

对于典型病例而言，鉴别这些疾病并不难。但三者均可以坏死为主要特点：①以坏死为主要特点的结核病，可能没有典型的肉芽肿或淋巴细胞；②以坏死为主要特点的真菌感染，被涂上玻片的真菌通常奄奄一息，菌丝被某种程度溶解，Diff-Quick 染色往往浅淡，失去典型的分隔膜结构和折光性，此时的菌丝与污染的纤维丝很难区分，甚至难觅菌丝的遗迹；③奴卡菌或普通细菌感染，以化脓坏死为主要特点时，ROSE 可见大量无结构坏死物。以坏死为主要病变时，三者之间的鉴别可以参考如下线索。

1. 坏死的特点不同

结核病的坏死多为碎屑样坏死，或伴团片状、无结构的嗜酸性浆糊样坏死物，在 Diff-Quick 染色时呈红色。

曲霉菌病的坏死，多为团片状嗜碱性坏死，较少有碎屑样。在 Diff-Quick 染色时呈蓝色。有时可见可疑的菌丝，菌丝结构特点常缺如，如分隔膜往往不可见，但丝状物内部常可见不均匀的颗粒状"填充物"，有分枝结构提示菌丝可能。而污染的纤维丝多杂乱无章，丝状物内部均匀无结构，少有分枝。

奴卡菌感染的坏死较彻底，团片状坏死物少，细胞间质常仅残留破败的纤维条索丝（第五章第三节）。

普通的细菌感染，TBLB 标本坏死通常相对较轻，多见中性粒细胞破裂崩解或上皮细胞反应性改变，大片无结构的坏死物相对较少。

2. 背景细胞不同

若涂片见中性粒细胞不多或略多，但淋巴细胞增多明显，或是出现多核巨噬细胞，则偏向结核病，建议重点行结核相关检测。

若图片见中性粒细胞不多或略多，淋巴细胞也不多，团片状坏死物边缘见粗丝状物，无论是否有折光，则倾向曲霉菌病，建议行真菌荧光染色。

若涂片见非常大量中性粒细胞，伴较多中性粒细胞水肿或崩解，上皮细胞反应性改变，有时可见微细丝状团，则应考虑奴卡菌感染可能，建议行弱抗酸或革兰染色（第五章第三节）。

普通细菌的化脓性病变,中性粒细胞增多,数量介于结核分枝杆菌、真菌与奴卡菌感染之间,可伴有上皮细胞反应性改变。

3. 特殊染色

疑为结核病,可行普通抗酸染色。疑为曲霉菌病,可行荧光快速染色、PAS 或银染。疑为奴卡菌感染,可行弱抗酸染色或革兰染色。特殊染色较 Diff-Quick 染色灵敏,且易辨认。终极鉴定当属核酸检测。

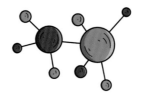

第六章 其他疾病的现场细胞学快速评价

非肿瘤非感染性疾病的细胞学涂片往往缺乏特异性表现,通常不能得到直接的诊断信息,ROSE的作用十分有限,判读时必须要结合临床信息方能发挥它的作用。ROSE的目标,一是确认标本活检是否成功,二是协助鉴别诊断或指导治疗。

第一节 结缔组织病相关的间质性肺病

一、嗜酸性肉芽肿性血管炎

1951年Churg和Strauss首次报告嗜酸性肉芽肿血管炎(eosinophilic granulomatosis with polyangiitis,EGPA),故曾将其命名为Churg-Strauss综合征(Churg-Strauss syndrome,CSS),也曾被称为变应性肉芽肿性血管炎。该血管炎主要累及中、小血管,以哮喘、坏死性肉芽肿性血管炎、血管外肉芽肿、外周血嗜酸性粒细胞增多和多器官组织嗜酸性粒细胞浸润为特征。病因不明,是一种少见的自身免疫性疾病,属于抗中性粒细胞胞浆抗体(anti-neutrophil cytoplasmic antibodies,ANCA)相关的系统性血管炎,可发生于任何年龄,发病高峰年龄为30~40岁,男女均可患病。典型病程一般分3期:前驱期、组织嗜酸性粒细胞浸润期和血管炎期。常见累及的器官包括鼻窦、肺、心脏、皮肤、周围神经、胃肠道和肾脏。目前,EGPA的诊断标准主要参考1990年美国风湿病学会提出的分类标准:哮喘样症状或喘息发作;嗜酸性粒细胞增多(≥10%或绝对值≥1.5×109/L);单发或多发性神经病变;非固定性肺浸润;鼻窦炎;血管外嗜酸性粒细胞浸润。符合4条或以上者可诊断为EGPA。

EGPA的病理变化多样,典型的病理改变为嗜酸性粒细胞浸润、血管外肉芽肿形成及坏死性血管炎,但三者有时并不同时出现,某一病理改变只在病程的某一时期见到。本病诊断需要结合临床表现和病理检查综合分析，而不单纯依赖病理检查结果。细胞学涂片对本病诊断有一定帮助，但不能单纯依赖细胞学涂片，而应结合所有病史资料。

病例6-1-1

患者，男性，67岁，劳累后发热、咳嗽、咳痰4天就诊。既往支气管哮喘史9年，鼻窦炎史3个月。外周血嗜酸性粒细胞占20%，血沉增快，CRP增高，核周型（p-ANCA）阳性，尿红细胞阳性。骨髓涂片见嗜酸性粒细胞增多，占16.5%。血吸虫抗体阴性。鼻窦CT见两侧上颌窦、筛窦及右侧额窦炎症改变。胸CT见右肺及左肺上叶斑片状高密度影，边界模糊，右下肺内基底段可见致密影，边界清，两肺见多发小结节及斑点状高密度影，右侧肺门及气管隆突下淋巴结肿大，右侧胸腔少量积液（图6-1-1）。

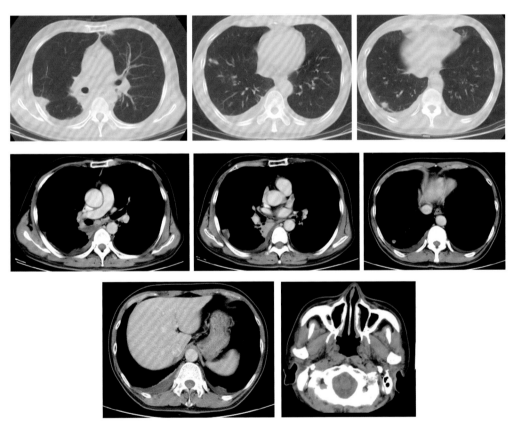

图6-1-1　鼻窦与胸部CT

气管镜检见右上、中、下叶及左下叶支气管黏膜多发隆起。于左下叶隆起黏膜活检,ROSE见大量中性粒细胞,嗜酸性粒细胞增多,上皮细胞反应性改变(图6-1-2)。

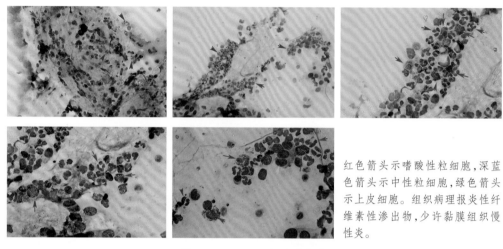

红色箭头示嗜酸性粒细胞,深蓝色箭头示中性粒细胞,绿色箭头示上皮细胞。组织病理报炎性纤维素性渗出物,少许黏膜组织慢性炎。

图6-1-2 TBLB细胞学涂片

超声造影见右下肺近胸膜结节呈低增强。超声引导下经皮肺穿刺活检,ROSE见大量淋巴细胞、嗜酸性粒细胞浸润,肉芽肿伴坏死背景(图6-1-3)。结合病史,细胞学所见符合嗜酸性肉芽肿性血管炎改变。

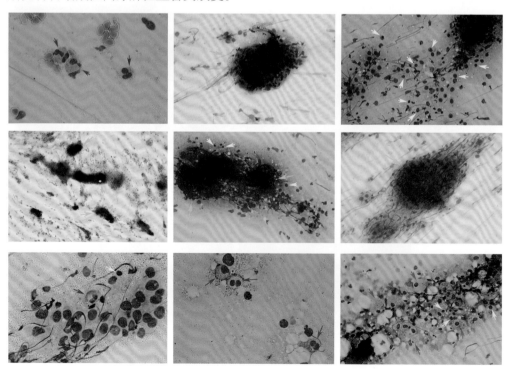

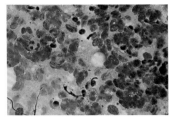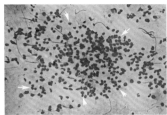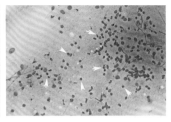

红色箭头示嗜酸性粒细胞,黄色箭头示淋巴细胞,粉色箭头示巨噬细胞,浅蓝色箭头示肉芽肿伴坏死。

图6-1-3　肺穿刺活检标本细胞学表现

二、慢性嗜酸性粒细胞性肺炎

慢性嗜酸性粒细胞性肺炎(chronic eosinophilic pneumonia,CEP),又称迁延型嗜酸性粒细胞增多症、慢性粒细胞性肺炎。

CEP的病因可能与单纯型嗜酸性粒细胞增多症相似,亦可能是自身免疫性疾病。由Ⅲ型和Ⅳ型变态反应的协同作用所引起,也可由Ⅱ型变态反应所致。尽管确切的免疫发病机制尚不清楚,但许多证据表明,嗜酸性粒细胞在对肺组织损伤过程中发挥着重要的作用。在临床症状发作前,外围血和骨髓中嗜酸性粒细胞数目已增多,BALF中也是以嗜酸性粒细胞为主,在肺实质和微血管上可见嗜酸性粒细胞衍化颗粒蛋白。

本病女性好发,临床特点为外周血嗜酸性粒细胞比例增高,伴肺内持续性浸润,分布于肺边缘,与EGPA一过性肺浸润有明显区别。慢性嗜酸性粒细胞性肺炎病人也常有特异性体质,部分患者表现为哮喘或变应性鼻炎。本病若反复发作,组织学变化可与EGPA相似,表现为广泛的嗜酸性粒细胞浸润及小血管炎,甚至可见肉芽肿。肺损害表现为肺泡和间质内以嗜酸性粒细胞为主的浸润,并见巨噬细胞和少到中等量的淋巴细胞,偶尔可见浆细胞。肺泡壁结构破坏,毛细血管内皮局限性水肿,灶性Ⅱ型上皮细胞增生,肺泡蛋白渗出和多核组织细胞浸润,有1/3患者有增生的阻塞性细支气管炎表现,也可见轻度非坏死微血管炎,主要影响小静脉,少数患者(<20%)可见明显的坏死、嗜酸性粒细胞微脓肿或非干酪样肉芽肿,纵隔内淋巴活检标本见淋巴增生和嗜酸性粒细胞浸润。

病例6-1-2

患者,男性,64岁,反复咳嗽、咳痰伴发热3个月。

胸CT见双肺间质弥漫性改变,以双下叶为著(图6-1-4)。

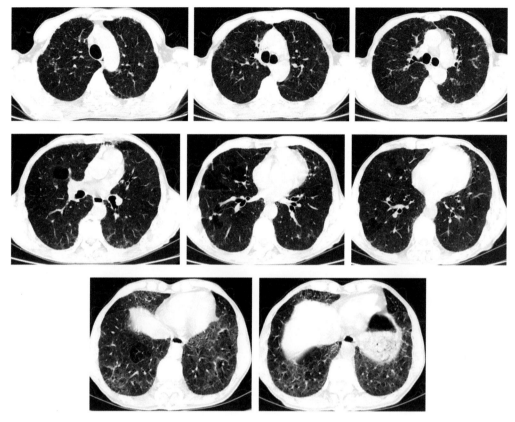

图6-1-4　胸CT

外周血嗜酸性粒细胞占28.2%。肺功能报轻度限制性通气功能障碍,弥散功能重度下降。骨髓涂片见嗜酸性粒细胞比例增高,占22.5%。气管镜检查见各段支气管管腔通畅,黏膜苍白,右下后基底段灌洗,BALF嗜酸性粒细胞占40%。右中叶次级隆突活检,标本涂片见大量淋巴细胞聚集成团,以T淋巴细胞为主,少许嗜酸性粒细胞,上皮细胞反应性改变(图6-1-5)。

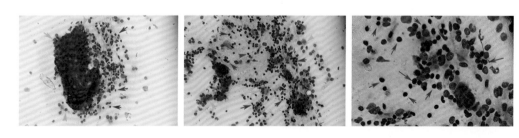

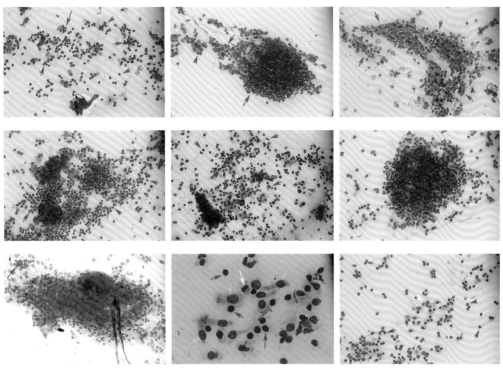

深蓝色箭头示淋巴细胞,绿色箭头示上皮细胞,黄色箭头示嗜酸性粒细胞,浅蓝色箭头示肉芽肿。

图 6-1-5　右中叶黏膜标本细胞学涂片

　　于左下叶后基底段行冷冻活检,ROSE 见大量淋巴细胞、纤维母细胞、多核巨噬细胞及肉芽肿结构(图 6-1-6)。

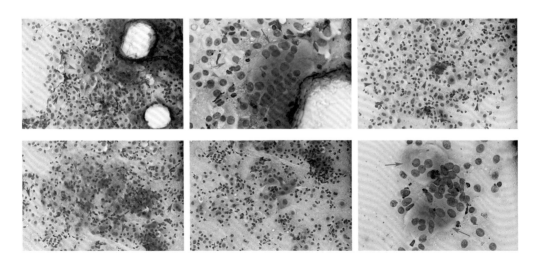

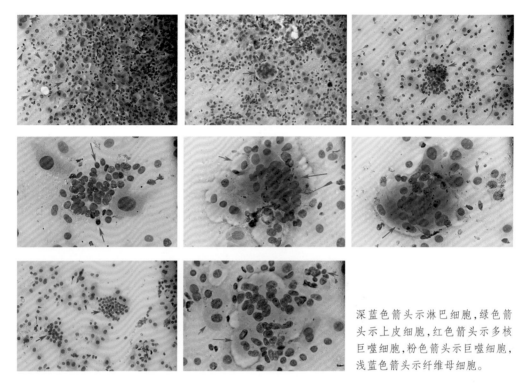

深蓝色箭头示淋巴细胞,绿色箭头示上皮细胞,红色箭头示多核巨噬细胞,粉色箭头示巨噬细胞,浅蓝色箭头示纤维母细胞。

图6-1-6　冷冻活检标本细胞学所见

组织病理报:左下叶后基底段冷冻活检肺组织结构明显破坏和纤维化,肺泡间隔增宽,间质多灶慢性炎性细胞浸润。右中叶活检见黏膜慢性炎伴间质变性及淋巴细胞、浆细胞和嗜酸性粒细胞浸润。最终诊断为慢性嗜酸性粒细胞性支气管肺炎。

三、干燥综合征相关肺损害

干燥综合征(Sjogren syndrome,SS)是一种侵犯外分泌腺体,以侵犯唾液腺和泪腺为主的慢性自身免疫性疾病。主要表现为口、眼干燥,也可有多器官、多系统损害。受累器官中有大量淋巴细胞浸润,血清中多种自身抗体阳性。干燥综合征也称为自身免疫性外分泌腺病(autoimmune exocrine gland disease)、舍格伦综合征、口眼干燥关节炎综合征。常与其他风湿病或自身免疫性疾病重叠。

喉、气管、支气管可以发生淋巴细胞与浆细胞浸润,腺体萎缩,因而可引呼吸道黏膜萎缩,最后导致严重的干咳或者痰黏不易咳出。随着病情进展,往往可引起肺部反复感染、支气管扩张、弥漫性肺纤维化,有时还可发生胸腔积液。肺实质受累,可致肺纤维化,病情后期可发生肺动脉高压而导致肺心病。

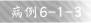

病例6-1-3

患者,女性,49岁,船工。咳嗽3个月。查体双肺呼吸音低粗,未及啰音。血常规、生化无异常。自身抗体SS-A、SS-B阳性。既往有2型糖尿病。

胸CT见双肺多发斑片影,以双下肺及近胸膜边缘多发(图6-1-7)。唾液腺ECT示重度分泌障碍。

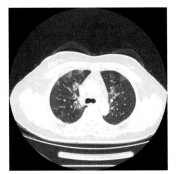
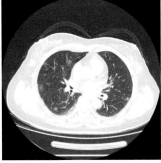
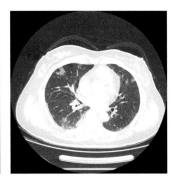
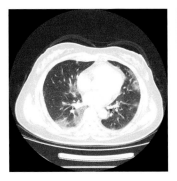
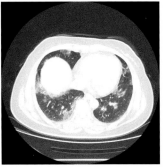

图6-1-7 胸CT

肺功能检查示轻度限制性通气功能障碍。支气管舒张试验阳性。常规气管镜下未见明显异常。RP-EBUS见右下后基底段和右下叶背段内探及低回声区,边界清楚,内部回声均匀。TBLB标本ROSE见黏膜下大量淋巴细胞、浆细胞浸润,细胞大小不一,部分坏死,上皮细胞炎症改变、坏死,伴肉芽肿形成(图6-1-8)。

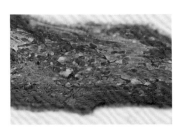
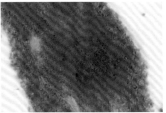
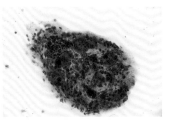

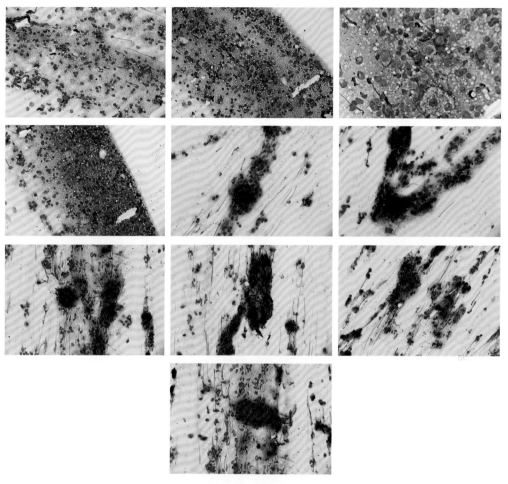

图 6-1-8　TBLB 细胞学所见

四、肉芽肿性多血管炎

肉芽肿性多血管炎(granulomatosis with polyangiitis，GPA)，过去曾被称为韦格纳肉芽肿(Wegener's Granulomatosis，WG)又称肉芽肿性多血管炎，是一种罕见的免疫介导的系统性小血管炎，病变主要累及小动脉、静脉及毛细血管，偶尔累及大动脉，病理改变以血管壁的炎症为特征，可发生坏死、肉芽肿性炎和血管炎，可累及上、下呼吸道和肾脏。病因不明，与免疫相关。该病最常侵犯头颈部，其次是肺、肾和眼。呼吸系统表现包括咳嗽、咯血和胸膜炎；头颈病变表现为鼻窦炎、鼻病、中耳炎、听力下降、声门下狭窄和耳痛；也可表现为关节痛、发热、体重下降和皮疹。胸影像学显示渗出影或结节影。

1. 大体和组织学所见

主要的组织病理学特点为坏死性血管炎、肉芽肿炎症和地图样分布的坏死。双肺多发白色结节，大小从数毫米到数厘米不等。边界清，半数患者有肺空洞。在病变中心有充分的液化坏死。坏死区扩大并融合，期间有机化性肺炎，富含增生的成纤维细胞、组织细胞和多核巨噬细胞。肉芽肿的中央为中性粒细胞，类上皮样组织细胞呈栅栏样围绕着坏死区，称为微脓肿。大量嗜酸性粒细胞围绕着坏死的血管壁，伴少量的淋巴细胞和浆细胞。

2. 细胞病理学所见

许多细胞学标本都可见病变，细胞学变化是非特异性的，但有助于鉴别诊断，且可与临床、影像吻合。涂片通常表现为炎症和坏死背景，伴中性粒细胞碎片；可见嗜酸或嗜青的、结节状、坏死的胶原的不规则碎片。早期伴中性粒细胞浸润，后期以淋巴细胞浸润为主。单核细胞带有类上皮样形态，多核巨噬细胞数量不一，其核拥挤、重叠，位于中央。它们可能与单核组织细胞及坏死胶原相关。支气管细支气管肺泡上皮细胞常见反应性改变。常见含铁血黄素组织细胞。细胞团有时可见血管炎和肉芽肿性炎，具有诊断价值。诊断一般是排除性的，培养阴性，特染阴性。抗中性粒细胞胞浆抗体滴度升高也支持该诊断。

病例6-1-4

患者，男性，38岁，因咳嗽发热1周余，气促3天就诊。1周余前外地出差期间无明显诱因下咳嗽咳痰，痰呈黄白色，咳嗽剧烈时可见血丝，伴脓血涕、咽痛、发热，最高温度为38.1℃，乏力明显。当地医院行胸部CT显示双下肺多发结节，考虑感染性疾病，并给予"哌拉西林他唑巴坦联合左氧氟沙星"抗感染治疗1周，无效。3天前出现平静时气促，活动后加重，不能平卧，遂转至我院就诊。既往高血压病史、脂肪肝病史，1月前诊断中耳炎，2016年因甲状腺乳头状瘤行甲状腺大部分切除术，术后一直服用左甲状腺素钠。胸部听诊示双肺呼吸粗，可闻及哮鸣音，左侧为著。

实验室检查：血常规示白细胞$14.2×10^9$/L，中性粒细胞87.0%，嗜酸性粒细胞%0.1%，中性粒细胞数$12.4×10^9$/L，血小板$453×10^9$/L，超敏C-反应蛋白112mg/L。尿、粪常规无异常。抗蛋白酶-3抗体219.2RU/mL，cANCA阳性(1∶10)。我院行胸部CT示检查见两肺纹理增粗，右中肺及两下肺多发结节样高密度影，沿支气管血管束分布，其中左下肺病灶较大伴空洞形成，未见明显液平，有强化，占位待排(图6-1-9)。

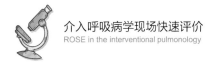
头颅CT平扫未见明显异常。附见：鼻咽部增厚，两侧鼻旁窦炎症，左侧中耳乳突炎。鼻镜见鼻咽部肿物。

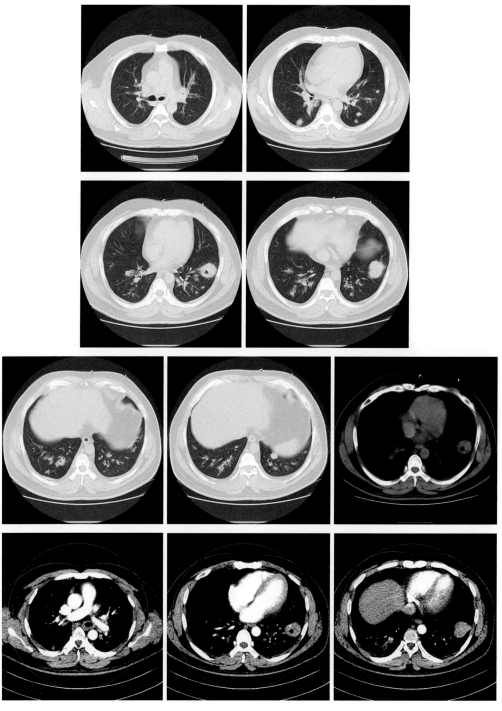

图6-1-9　胸CT

气管镜检见右下叶背段开口明显狭窄,黏膜肿胀,左上叶各段开口狭窄,黏膜表面凹凸不平,表面可见伪膜样隆起(6-1-10)。

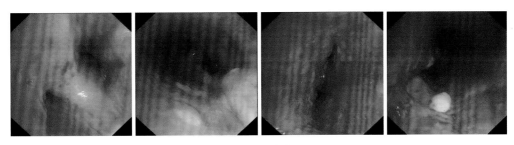

图6-1-10　气管镜下所见

气道黏膜活检涂片,见上皮细胞显著的反应性改变,鳞状化生伴部分坏死,少许异形细胞。大量肉芽肿样结构,中央坏死,外周的类上皮样细胞的长轴与肉芽肿的边缘垂直。可见大量中性粒细胞,其中部分碎裂。少许多核巨噬细胞,核拥挤。未见嗜酸性粒细胞(图6-1-11)。

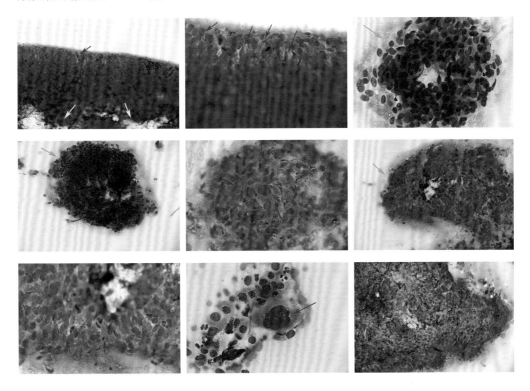

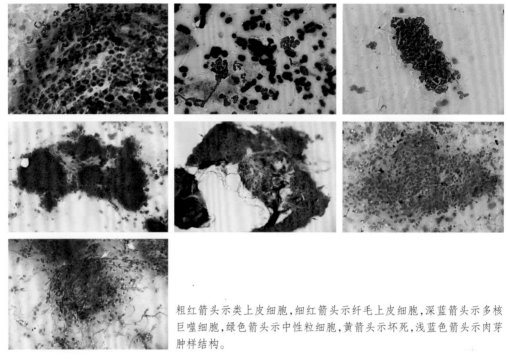

粗红箭头示类上皮细胞,细红箭头示纤毛上皮细胞,深蓝箭头示多核
巨噬细胞,绿色箭头示中性粒细胞,黄箭头示坏死,浅蓝色箭头示肉芽
肿样结构。

图6-1-11　细胞学涂片

五、类风湿肺及胸膜结节

类风湿病累及肺实质和胸膜临床上少见,表现为肺实质内或支气管内及胸膜上的结节,可伴胸腔积液。肺受累主要见于血清学阳性的男性类风湿性关节炎患者,伴有皮下结节。部分患者肺损害可先于关节炎发作。肺实质结节在临床表现及影像上与肿瘤相似。类风湿病变可形成空洞,易被误诊为结核病。支气管内病变与肿瘤相似。

1. 组织学所见

类风湿的典型表现是坏死性肉芽肿,中央纤维素性坏死,外围放射状排列着纺锤形巨噬细胞、多核异物巨噬细胞、成纤维细胞和数量不等的炎性细胞。

2. 细胞病理学所见

类风湿的细胞学表现可见于胸腔积液及支气管内膜受累时的支气管刷检标本及细针针吸活检标本。灌洗液涂片由多形细胞构成,包括数量不一的纺锤形巨噬细胞、圆形多核巨噬细胞、中性粒细胞、淋巴细胞及小个单核巨噬细胞。背景有丰富的松软的颗粒物。纺锤形的细胞长径达160μm,宽规则,含1个或多个圆形或细长核,核质均匀,胞浆深染致密,细胞边界清,偶见多核,大、圆、多核细胞显著有别于细长形的细胞,含有多达20个或更多的规则、圆形或卵圆形核。类风湿肉芽肿最典型的特点是结节状无细胞物,在巴氏染色的涂片上呈不同的色调,在细胞块标本中可见胆固醇结晶。这些细胞学特点是类风湿肉芽肿的特征性改变,但并不是所有患者都具备这些特征,有些患者只有结节状无细胞物,无纺锤形细胞,也可出现支气管细支气管的鳞状化生。在针吸活检标本中,过度坏死和细长细胞易被误认为是恶性改变。

六、皮肌炎相关间质肺炎

皮肌炎(dermatomyositis),又称皮肤异色性皮肌炎(poikilodermato myositis),属自身免疫性结缔组织疾病之一,是一种主要累及横纹肌,以淋巴细胞浸润为主的非化脓性炎症病变,可伴有或不伴有多种皮肤损害,也可伴发各种内脏损害。肺是常见的受累器官之一。肺组织损害可表现为普通型间质性肺炎(usual interstitial pneumonia,UIP)、非特异性间质性肺炎(nonspecific interstitial pneumonia,NSIP)、弥漫性肺泡损伤(diffuse alveolar damage,DAD)。

病例6-1-5

患者,女性,55岁,因"反复发热1月余"就诊。双肺呼吸音粗,未闻及明显干湿啰音。双指关节肿胀,双上肢、臀部及腰背部可见散在皮疹,部分已结痂(图6-1-12)。无双下肢浮肿,神经系统查体未见异常。

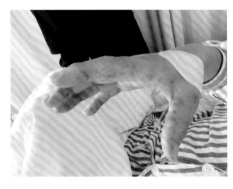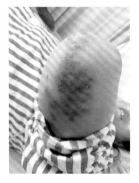

图6-1-12　皮疹

自身抗体:ANA 1:80, anti-Ro 52 阳性,抗MDA5抗体IgG阳性。血管炎相关自身抗体阴性。生化:ALT 477U/L, AST 455U/L, γ-GT 794U/L, CK 79U/L, CKMB 17U/L, LDH 451U/L。胸CT示双肺广泛间质改变,近胸膜为著(图6-1-13)。

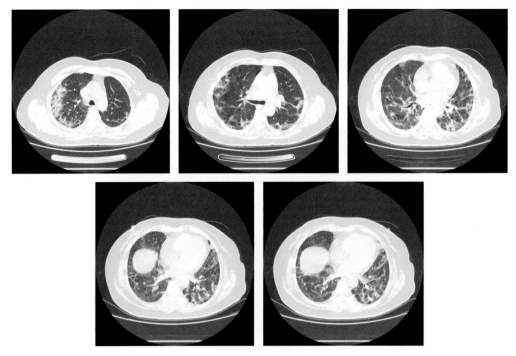

图6-1-13　胸CT

气管镜检未见明显异常,于左下后基底段**TBLB**及冷冻活检,涂片见较多纤维母细胞、类上皮细胞、肉芽肿样结构、组织细胞、巨噬细胞及部分坏死,上皮细胞反应性改变,未见异形及中性粒细胞,符合间质性非特异性炎症改变(图6-1-14)。

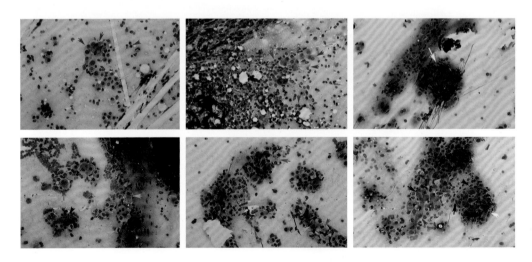

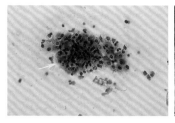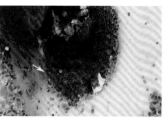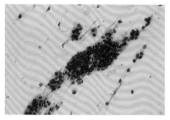

结合病史,最终诊断无肌病性皮肌炎。红色箭头示纤维母细胞,粉色箭头示巨噬细胞,深蓝色箭头示淋巴细胞,黄色箭头示肉芽肿,浅蓝色箭头示组织细胞,绿色箭头示Ⅱ型肺泡上皮细胞,灰色箭头示柱状上皮细胞。

图6-1-14　细胞学涂片

七、硬皮病相关间质性肺病

硬皮病(scleroderma),也被称为系统性硬化症,病因不明,可能在遗传、环境(病毒感染、化学物质如硅等)、女性激素、细胞及体液免疫异常等因素作用下,成纤维细胞合成并分泌胶原增加,导致皮肤和内脏的纤维化。是一种慢性多系统疾病,是以局限性或弥漫性皮肤及内脏器官结缔组织纤维化、硬化及萎缩为特点的结缔组织病,其主要特点为皮肤,滑膜、骨骼肌、血管和食管出现纤维化或硬化,有些内脏器官,如肺、心脏,肾脏和大小动脉也可有类似的病变。有些患者只发生皮肤硬化,称为局限型硬皮病;而有些患者还同时发生心、肺、胃肠和肾等内脏纤维化和硬化,这种情况被称为弥漫型硬皮病。硬皮病患者普遍存在肺功能的受损,但临床症状往往不十分显著,直到疾病晚期,肺的受累可以成为患者致死的原因。由纤维化肺泡炎进展为肺间质纤维化或血管内膜纤维化,以及平滑肌增生造成的肺血管病变都会损伤肺的换气功能,表现为劳累后胸闷、气促、干咳。

病例6-1-6

患者,男性,59岁,因"全身皮肤变硬9个月,咳嗽、咳痰7个月,加重伴发热10天"入院。既往有2型糖尿病,肺功能检查提示重度弥散功能障碍,轻度阻塞性通气功能障碍。胸CT见双肺广泛间质改变伴云雾状渗出影,以双下叶及胸膜下线为著(图6-1-15)。临床初步诊断为进行性弥漫型硬化症合并结缔组织病相关性间质性肺病。

223

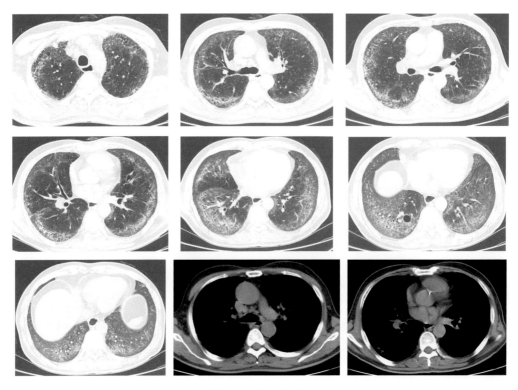

图 6-1-15　胸 CT

气管镜检查未见异常,分别于左下外、后基底段冷冻活检各一块。ROSE 见大量纤维母细胞,淋巴细胞、泡沫样巨噬细胞增多,可见较多类上细胞、坏死肉芽肿及上皮细胞反应性改变。在某些纤维母细胞的周边可见较稀薄的胶冻样无定形物,推测可能系纤维母细胞合成的胶原蛋白,建议组织病理行 masson 染色。上述细胞学所见符合硬皮病的病理改变(图 6-1-16)。

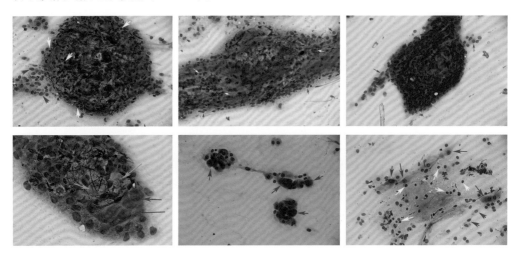

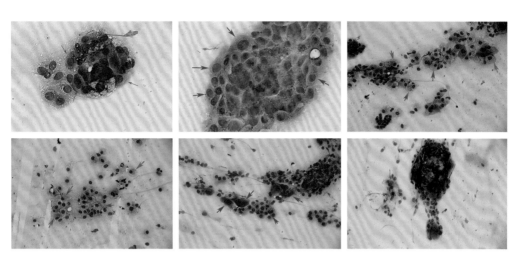

深蓝色箭头示上皮细胞;黄色箭头示淋巴细胞;绿色箭头示类上皮细胞;红色箭头示纤维母细胞;浅蓝箭头示无定形物;粉色箭头示巨噬细胞。

图6-1-16　细胞学涂片

第二节　过敏性肺炎的细胞学表现

过敏性肺炎(hypersensitivity pemcmonitis,HP)也称为超敏性肺炎。吸入各种有机抗原致敏,以细支气管、肺泡间隔急、慢性炎症为特征。临床表现多样,既可表现为在暴露过敏原4~6小时后急性发热、咳嗽、呼吸困难及肺浸润改变,也可表现为慢性病程,与特发性纤维素性肺泡炎相似。农民肺是慢性型的表型之一,表现为对含有嗜热放线菌污染的发霉草料过敏反应。大多数外源性过敏性肺炎多发于污染的空调系统。2020年的国际指南基于临床—影像—病理学特征将HP分为纤维化型和非纤维化型。

HP的病理表现是非特异性的,表现为慢性间质性炎性渗出,不同程度的间质纤维化,以肺泡为中心、向支气管外周分布的小的肉芽肿性病变。偶尔细支气管闭塞及胸膜纤维化。肉芽肿内的巨噬细胞内含有不明来源的双折光物质。这些改变类似于结节病。

过敏性肺炎,早期以淋巴细胞为主,中后期类上皮细胞、成纤维细胞及肉芽肿增多,坏死较少。在细胞学上与免疫功能相对正常宿主的结核病变相似。一般地过敏性肺炎多起病于接触过敏源后,病变范围较广,有双肺弥散渗出影,对激素反应明显。与血行播散型肺结核或广泛严重的气管内播散结核相似,但此类重症结核,在细

225

胞学上通常表现为典型的结核炎症改变,多核巨噬细胞、淋巴细胞较多,坏死显著。因此,诊断时结合临床信息至关重要。

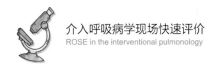

病例6-2-1

患者,女性,29岁,咳嗽3周,午后低热2周就诊。抗感染无效。血常规无明显异常。

胸CT见双肺弥漫渗出影(图6-2-1)。气管镜检查未见明显异常,于右下外后基底段行冷冻活检。

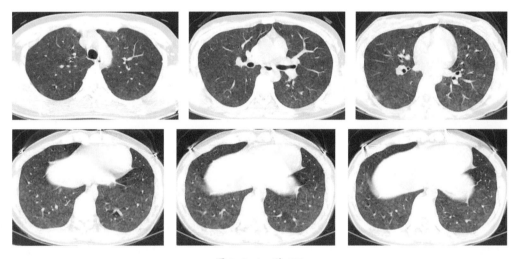

图6-2-1 胸CT

活检标本ROSE见大量淋巴细胞、类上皮细胞、肉芽肿,及少量成纤维细胞、巨噬细胞,上皮细胞反应性改变,部分坏死;未见中性粒细胞或嗜酸性粒细胞,符合过敏肺泡炎改变(图6-2-2)。

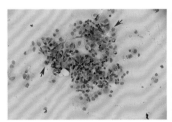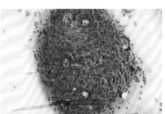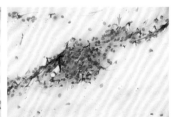

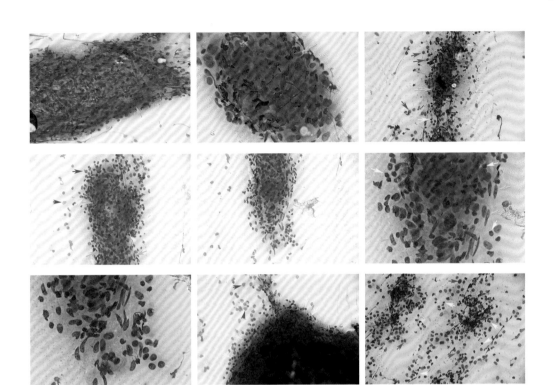

红色箭头示上皮细胞;深蓝色箭头示组织巨噬细胞;绿色箭头示类上皮细胞;黄色箭头示淋巴细胞;粉色箭头示肉芽肿。有的类上皮细胞周围较多组织、巨噬细胞,期间还有介于两者之间的中间态细胞,推测这些类上皮细胞是由组织巨噬细胞演变而来。也可见较多类上皮细胞周围遍布上皮细胞,期间有些上皮细胞及其核呈现梭形,胞浆清淡,推测这些梭形上皮细胞浆演化成类上皮细胞。因冷冻活检的取材部位在远端细支气管及肺泡,此例所见大部分上皮细胞呈圆形,浆少,无纤毛。病理报右下基底段活检数小块肺组织,肺泡上皮增生,肺泡腔内见渗出物,肺泡间质淋巴细胞、浆细胞及单核样细胞浸润,间质纤维增生,局灶纤维玻璃样变。BALF细胞流式报CD4与CD8比值为0.408,CD8比例明显升高,符合过敏肺炎诊断。

图6-2-2 现场细胞学涂片

病例6-2-2

患者,男性,36岁,发热伴畏寒10余天。血常规白细胞、中性粒比值及CRP略高。胸CT见双肺弥漫性分布的小树芽征及渗出影(图6-2-3)。

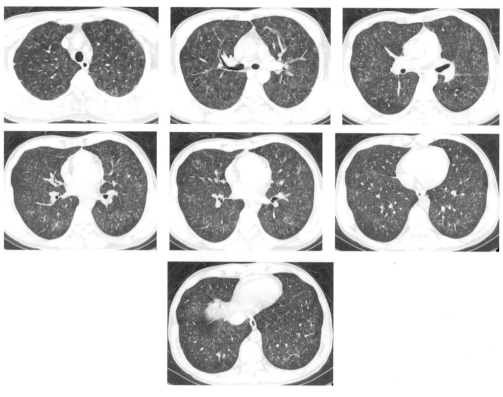

图6-2-3 胸CT

常规气管镜下未见明显异常。**RP-EBUS** 见：右下后基底段内亚段（**B10c** 支）内低回声区。于此处行 **TBLB**，**ROSE** 见大量类上皮细胞、肉芽肿及较多的组织细胞、淋巴细胞，未见中性粒细胞或多核巨噬细胞（图6-2-4）。

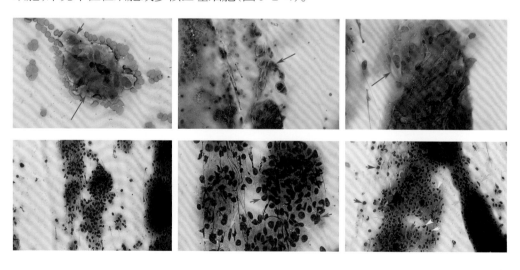

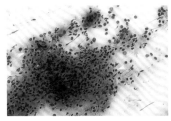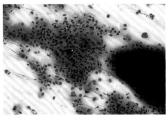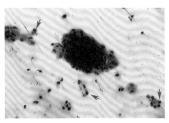

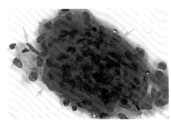

此例细胞学以显著增多的类上皮细胞为突出特点,且其来源包括组织细胞及上皮细胞演化而来。远端气管来源的上皮细胞呈圆形,浆少,无纤毛,与淋巴细胞相似。红色箭头示上皮细胞;蓝色箭头示组织巨噬细胞;绿色箭头示类上皮细胞;黄色箭头示淋巴细胞。组织病理报"右下叶后基底段"两小块肺组织,肺泡腔内见成纤维细胞栓和纤维素性物,肺泡间隔增宽伴纤维增生及多量炭末沉积。临床诊断为过敏性肺炎。

图 6-2-4　现场细胞学

第三节　放射性肺炎的细胞学表现

放射性肺炎(radiation pneumonitis)是胸部肿瘤经放射治疗后,在放射野内正常肺组织受到损伤引起的炎症反应。多数于放射治疗 1～3 个月后出现。急性期在照射肺野出现片状或融合成大片致密模糊阴影,照射范围呈毛玻璃样表现,其间隐约可见网状阴影,与支气管肺炎或肺水肿极相似。慢性期产生肺纤维化,呈网状、条索状或团块状收缩阴影,主要分布于肺门或纵隔两侧及其他放射肺野。由于肺纤维收缩,气管、心脏移向患侧,同侧隔膜抬高,正常肺组织产生代偿性肺气肿。发生肺动脉高压时,表现为右肺下动脉横径增厚,肺动脉段突出或右心肥大。常伴胸膜腔积液征,偶见自发性气胸。

病例6-3-1

患者,女性,53 岁,全身反复红斑丘疹、瘀点 6 天,发热 3 天就诊。4 个月前因感冒咳嗽就诊,胸 CT 发现前纵隔肿物、右肺小结节,行全胸腺、纵隔肿物、部分心包及右肺楔形切除术。术后病理诊断为 AB 型胸腺瘤,右肺小结节系慢性炎症。术后放疗 1 月余,期间曾患放射性心包炎,激素治疗后缓解。此次因出院 1 周后皮疹、发热就诊,抗感染效果欠佳入院。

胸 CT 见右肺中叶、右肺下叶及左肺上叶近心缘处斑片影,其中右中叶内侧段实变,中叶外侧段小叶间隔增厚,渗出明显,呈树雾征(图6-3-1)。

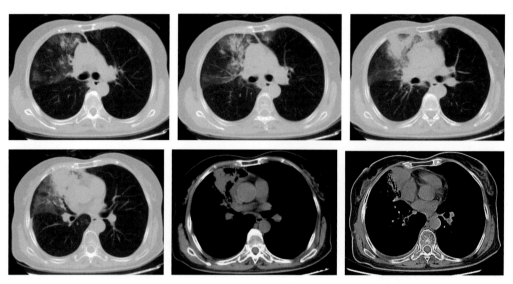

图6-3-1　胸CT

常规气管镜检查未见异常,RP-EBUS探及中叶内侧段偏心低回声病灶,于此处行TBLB,ROSE见坏死肉芽肿,大量淋巴细胞、成纤维细胞、巨噬细胞,嗜酸性粒细胞增多,上皮细胞反应性改变,部分上皮细胞核大深染,未见中性粒细胞(图6-3-2)。

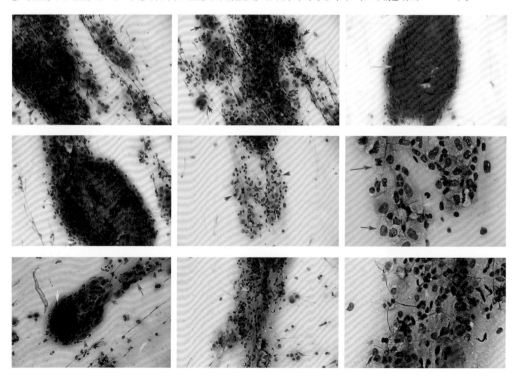

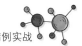

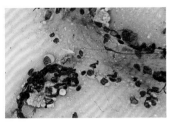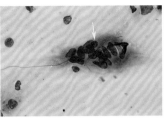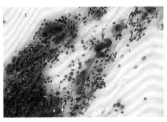

红色箭头示上皮细胞;深蓝色箭头示组织巨噬细胞;绿色箭头示类上皮细胞;黄色箭头示淋巴细胞;粉色箭头成纤维细胞,浅蓝色箭头示嗜酸性粒细胞。组织标本NGS报多个口腔厌氧菌,序列数少。判断为污染。组织病理报肺泡上皮轻度异形,部分腺泡结构不清,较多纤维素性坏死伴较多组织细胞,个别多核巨噬细胞反应及散在淋巴细胞浸润。结合病史,最终诊断为放射性肺炎。

图6-3-2　现场细胞学所见

病例6-3-2

患者,女性,72岁,确诊左肺腺癌伴纵隔淋巴结转移6个月,曾行放射治疗30次,剂量不详。咳嗽1月余,伴气急10天。

胸CT报双肺多发团片影及类小结节灶,纵隔、两肺门肿大淋巴结,部分融合。双侧胸膜增厚,多个胸椎及肋骨密度欠均匀(图6-3-3)。曾予多种抗生素治疗无效。

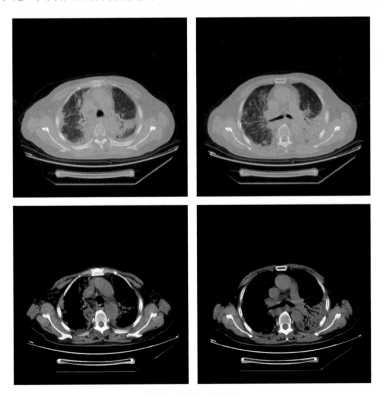

图6-3-3　胸CT

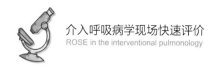

常规气管镜检查未见异常,RP-EBUS于左下叶背段探及低回声病灶,边界不清,内部回声不均匀。于此处行TBLB,ROSE见巨噬细胞增多,上皮细胞反应性改变,未见中性粒细胞(图6-3-4)。提示慢性非特异性炎症反应。

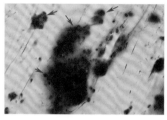
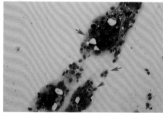
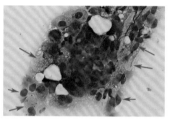

红色箭头示上皮细胞,深蓝色箭头示组织巨噬细胞。组织病理报肺组织间质纤维增生伴胶原化。临床最终诊断放射性肺炎。

图6-3-4　现场细胞学所见

第四节　化学性肺炎的细胞学表现

一、化学吸入性肺炎

病例6-4-1

患者,男性,62岁。反复咳嗽、咳痰1年余,加重伴胸闷2月余。症状加重前(2个月前)曾喷洒农药。气管镜检查未见异常。胸CT检查见右肺上叶大疱,双肺纹理增粗伴云雾状斑片影,以右下肺近胸膜处为著(图6-4-1)。

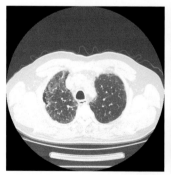
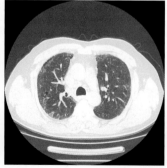
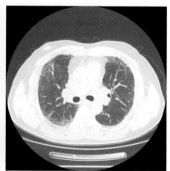

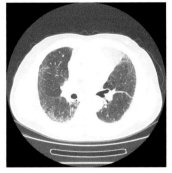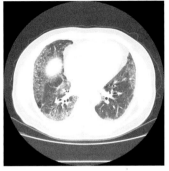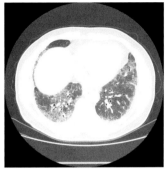

图 6-4-1　胸 CT

气管镜常规检查未见明显异常。于右下外后基底段行 TBLB,ROSE 见上皮细胞反应性改变,增生伴渗出坏死,杯状细胞大量增生;未见明显纤维化、巨噬细胞、肉芽肿或中性粒细胞(图6-4-2)。提示慢性非感染性炎症反应。结合病史,临床疑农药吸入致慢性化学性支气管肺损伤,特发性肺纤维化急性加重。

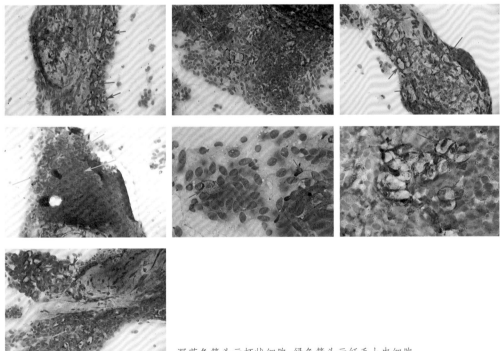

深蓝色箭头示杯状细胞,绿色箭头示纤毛上皮细胞。

图 6-4-2　现场细胞学所见

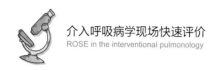
二、胃食管反流性肺炎

病例6-4-2

患者,男性,79岁,咳嗽1月余。胸CT见两肺散在渗出性斑片影,右下肺为著(图6-4-3)。

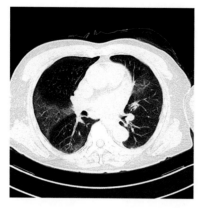
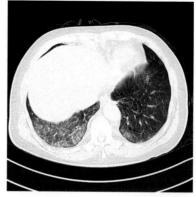

图6-4-3 胸CT

气管镜检查见声门上方及气管内黄色液体,支气管肺泡灌洗液呈黄色(图6-4-4)。

冷冻肺活检,ROSE查见上皮细胞增生、反应性改变,部分聚集成团,形似肉芽肿样改变,渗出较多,推测黏膜受慢性炎性刺激。可见较多淋巴细胞、类上皮细胞,少许成纤维细胞,提示慢性炎症机化改变。未见中性粒细胞或巨噬细胞,不支持感染性病变。结合病史信息,临床诊断反流性肺炎(图6-4-5)。

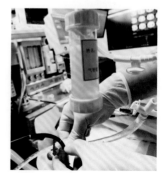

黄色液体,提示胃酸胆汁反流吸入。

图6-4-4 支气管肺泡灌洗液

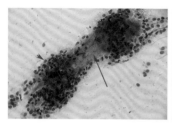
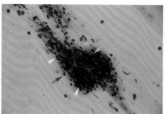
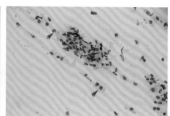

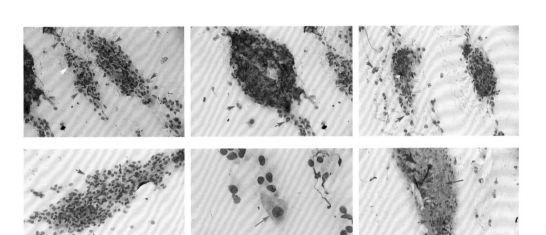

红色箭头示上皮细胞,蓝色箭头示富含纤维素的渗出液,绿色箭头示类上皮细胞,黄色箭头示淋巴细胞,粉色箭头示成纤维细胞。综合所有显微视野,该病灶以上皮细胞反应性改变,慢性炎症致一定程度的机化改变为主要表现。

图 6-4-5　现场细胞学所见

第五节　特发性间质性肺炎

一、特发性肺纤维化

病例 6-5-1

患者,男性,65 岁,反复咳嗽咳痰 1 年余。胸 CT 提示双肺间质纤维化改变,部分支气管扩张(图 6-5-1)。肺功能检查提示中度限制性通气功能障碍。

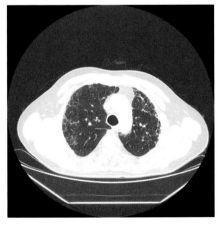
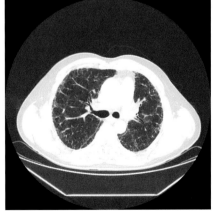

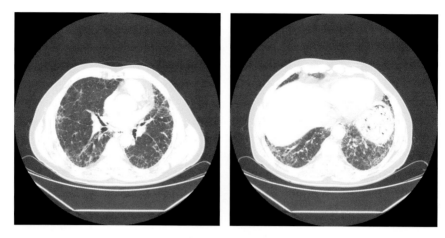

图 6-5-1 胸CT

气管镜检见左下叶后基底段开口狭窄,黏膜正常。灌洗后冷冻活检。细胞学涂片见较多纤维母细胞、淋巴细胞,部分多核纤维母细胞,上皮细胞反应性改变,较多单核巨噬细胞,个别多核巨噬细胞(图6-5-2)。提示机化或纤维化改变可能。

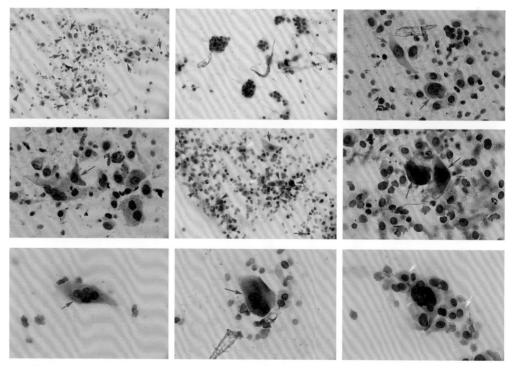

红色箭头示纤维母细胞,深蓝色箭头示淋巴细胞,绿色箭头示多核的纤维母细胞,黄色箭头示巨噬细胞,浅蓝色箭头示上皮细胞。肺组织病理:局灶肺泡上皮增生,肺泡隔纤维性增宽,间质纤维增生伴胶原化及少许炎性细胞浸润。结合临床,符合间质性肺病改变。临床最终诊断为特发性肺纤维化。

图 6-5-2 现场快速细胞学涂片

二、隐源性机化性肺炎

各种原因引起的肺炎由于肺泡内纤维蛋白吸收不全或大量纤维组织增生,便形成继发性机化性肺炎。

隐源性机化性肺炎是一种原因不明的机化性肺炎,在1983年由Davison等首次提出。影像学表现为双侧弥漫性肺泡影,肺容积正常,复发性和游走性阴影常见,单侧肺泡阴影罕见。高分辨CT显示肺部斑片状肺泡腔内实变、毛玻璃影、小结节阴影和支气管壁的增厚和扩张,主要分布在肺周围,尤其是肺下野。其主要病理变化是呼吸性细支气管及以下的小气管和肺泡腔内有机化性肺炎改变,病变表现单一,时相一致,呈斑片状和支气管周围分布。病变位于气腔内,肺结构没有破坏,增生的纤维母细胞、肌纤维母细胞灶通过肺泡间孔从一个肺泡到邻近的肺泡,形成蝴蝶样的结构,蜂窝肺不常见。在病程早期,细胞学涂片可见上皮细胞反应性改变,淋巴细胞和巨噬细胞增多,渗出明显。在病程中、后期,纤维母细胞、类上皮细胞增多,甚至出现肉芽肿。

病例6-5-2

患者,男性,71岁,发热咳嗽2周伴呕吐2天。多种抗生素治疗无效。

胸CT多发渗出影,随访2次影像有游走。最近的胸CT见双肺多发渗出斑片影,以右肺下叶为著(图6-5-3)。

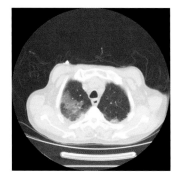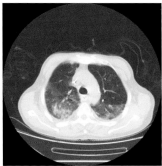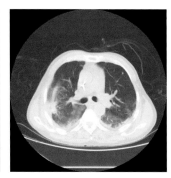

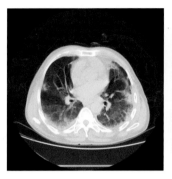
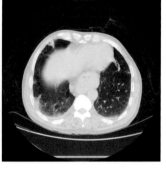

图 6-5-3　胸 CT

气管镜检查见气管内较多分泌物,RP-EBUS 见右下叶背段 B6b 支内低回声区,于此处行 TBLB,ROSE 见大量泡沫巨噬细胞、上皮演化的类上皮细胞、肉芽肿、纤维母细胞及个别多核巨噬细胞(图6-5-4)。几乎无中性粒细胞。结合临床信息,考虑机化性肺炎。

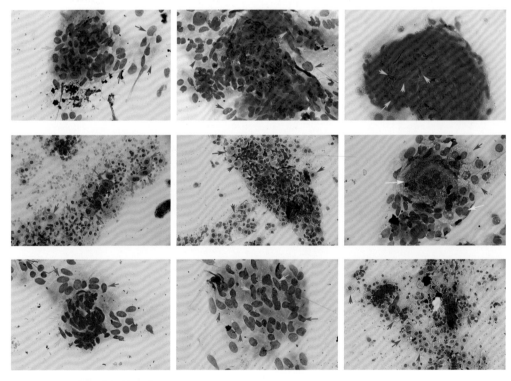

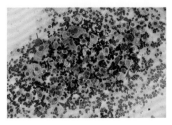

以大量巨噬细胞及类上皮细胞为主要细胞,提示吸收与机化相持。巨噬细胞超多,但多核巨噬细胞仅见1个,提示炎症反应虽显著,但基本能被巨噬细胞清扫,表明结核或真菌等特殊感染的可能性很小。红色箭头示上皮细胞,蓝色箭头示组织巨噬细胞,绿色箭头示类上皮细胞,黄色箭头示多核巨噬细胞,粉色箭头示成纤维细胞。组织病理报"右下叶背段活检"数小块肺组织,肺泡腔内见多量成纤维细胞栓,肺泡间隔增宽伴纤维增生,形态上机化性肺炎首先考虑。

图 6-5-4　现场细胞学涂片

病例 6-5-3

患者,男性,64岁,发热伴咳嗽咳痰半月余。

胸CT平扫见两肺多发结节、实变及斑片影(图6-5-5)。

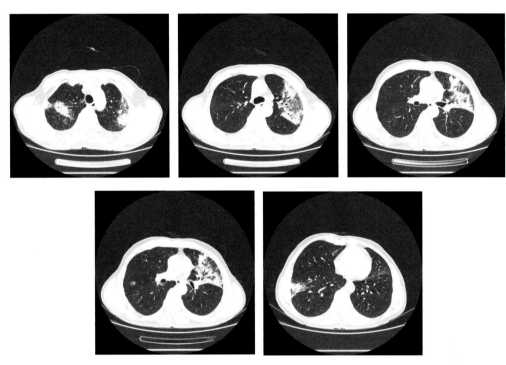

图6-5-5　胸CT

普通气管镜下未见明显异常,RP-EBUS见左上叶尖后段,左上叶舌段,右下叶前基底段及底回声区。于右下叶TBLB,ROSE见炎性渗出明显,纤毛上皮细胞增生、反应性改变,腺体增生,较多淋巴细胞浸润(图6-5-6)。

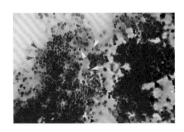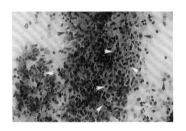

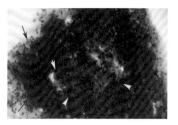
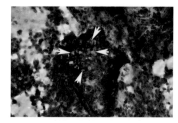

提示黏膜炎症刺激,非特异性反应性改变。建议调整活检部位。红色箭头
示上皮细胞,白色箭头示腺细胞,黄色箭头示淋巴细胞。

图6-5-6 右下叶前基底段现场细胞学涂片

于左上叶舌段段行TBLB,现场细胞学见上皮细胞增生、反应性改变,部分类上皮
细胞,肉芽肿样结构伴坏死,大量泡沫巨噬细胞,富含纤维素渗出、坏死,未见中性粒
细胞(图6-5-7)。符合非感染性炎症机化改变。

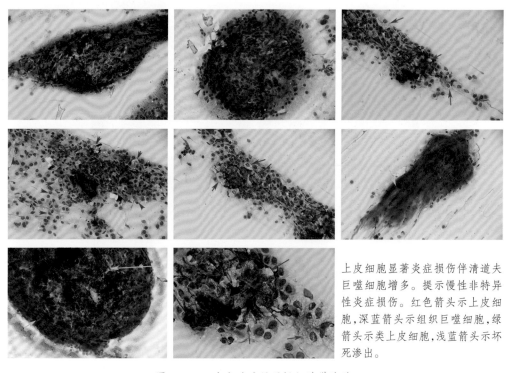

上皮细胞显著炎症损伤伴清道夫
巨噬细胞增多。提示慢性非特异
性炎症损伤。红色箭头示上皮细
胞,深蓝箭头示组织巨噬细胞,绿
箭头示类上皮细胞,浅蓝箭头示坏
死渗出。

图6-5-7 左上叶舌段现场细胞学涂片

第六节　肺尘埃沉着病(尘肺)的细胞学表现

病例6-6-1

患者,男性,32岁,胸CT发现肺部多发小结节1周(图6-6-1)。无咳嗽咳痰胸闷气促等症状。从事电焊工作8年。

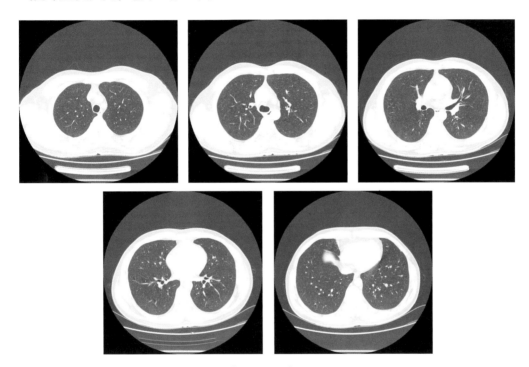

图6-6-1　胸CT

气管镜常规检查未见明显异常。予肺泡灌洗,灌洗液静置,可见颗粒状沉淀物(图6-6-2)。

行冷冻肺活检,ROSE见大量肉芽肿和巨噬细胞内大量黑色颗粒(图6-6-3)。说明活检取材成功。Diff-Quick染色见黑色颗粒,并不能识别颗粒的性质。结合临床信息,判断尘肺可能。

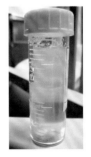

图6-6-2　颗粒状沉淀物

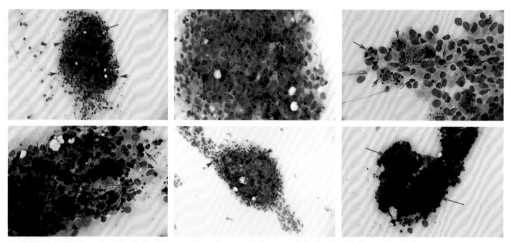

红色箭头示颗粒。病理报小块肺组织,部分肺组织结构明显改变伴肺泡结构不清,肺泡隔纤维性增宽,肺泡腔及间质内多量棕色粗颗粒物沉积。结合临床符合尘肺改变。普鲁士蓝染色颗粒物呈蓝色,脱色素后HE染色,颗粒物呈棕色。提示颗粒物含铁。结合病史,诊断电焊工肺(金属尘肺)。

图6-6-3 现场细胞学涂片

普鲁士蓝反应又称为含铁血黄素染色,即经过亚铁氰化钾和稀酸处理后可以产生蓝色,常见于吞噬细胞内或间质内,主要显示三价铁盐。普鲁士蓝反应是非常经典的组织化学公应,是显示组织内三价铁的一种敏感方法,可以区分含铁颗粒与其他色素。普鲁士蓝反应生成的三价铁的亚铁氰化物是一种很稳定的化合物,在反应后可用红色染色剂复染。

病例6-6-2

患者,男性,61岁。肺尘埃沉着病(尘肺)史。胸CT见双肺多发大小不一的结节,右肺上叶为著,伴少量钙化灶,纵隔淋巴结钙化(图6-6-4)。

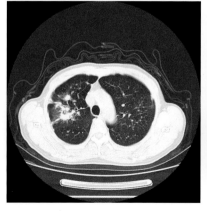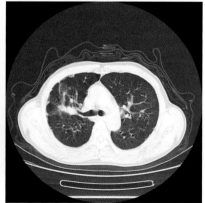

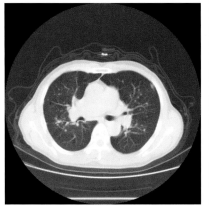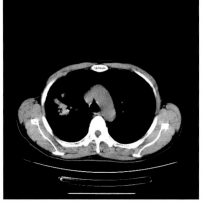

图6-6-4 胸CT

　　TBLB标本ROSE见大量巨噬细胞、肉芽肿,巨噬细胞胞浆内、外及肉芽肿内大量黄色颗粒(图6-6-5)。提示活检成功,尘肺可能。结合病史,考虑为矽肺。

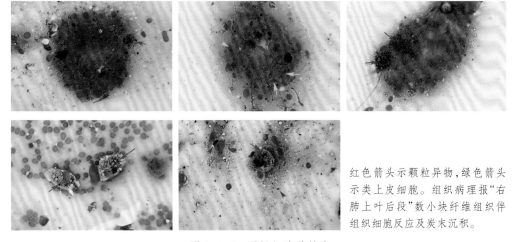

红色箭头示颗粒异物,绿色箭头示类上皮细胞。组织病理报"右肺上叶后段"数小块纤维组织伴组织细胞反应及炭末沉积。

图6-6-5 现场细胞学所见

病例6-6-3

　　患者,女性,77岁,因宫颈癌入院。胸CT见双肺多发小结节、树芽征及斑片影,部分钙化,左下前基底段结节较大,边缘欠光滑,左下前基底段管腔狭窄闭塞(图6-6-6)。

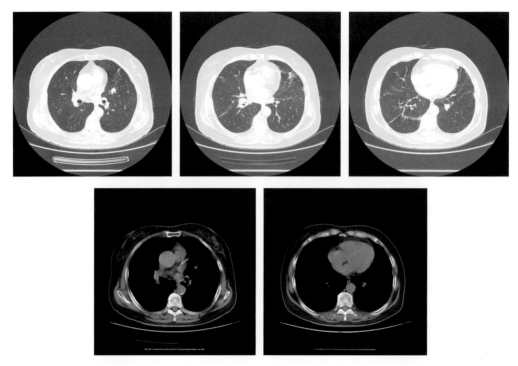

图6-6-6　胸CT

　　气管镜检查见左上舌叶开口狭窄,右上叶各段开口狭窄,黏膜肥厚,RP-EBUS见左下外基底段偏心低回声灶。TBLB标本ROSE见巨噬细胞内吞有大量黄色颗粒(图6-6-7)。

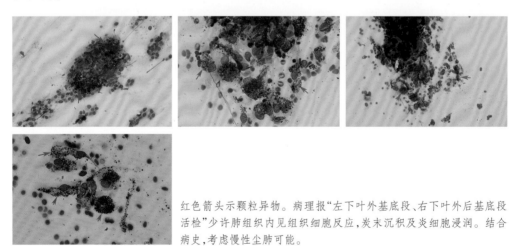

红色箭头示颗粒异物。病理报"左下叶外基底段、右下叶外后基底段活检"少许肺组织内见组织细胞反应,炭末沉积及炎细胞浸润。结合病史,考虑慢性尘肺可能。

图6-6-7　现场细胞学涂片

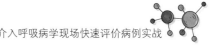

第七节　淀粉样变性的细胞学表现

淀粉样变性(amyloidosis)是由多种原因造成的一组均匀无结构呈特殊染色反应的淀粉样蛋白质(amyloid)在体内各脏器细胞间的沉积,致使受累脏器不同程度的形态改变和功能逐渐衰竭的一种临床综合征。淀粉样变性常累及多系统、多器官,临床表现取决于所累及的器官和受累器官的损伤程度。常受侵犯的器官有肾、心、肝、胃肠、气管、肺、舌、脾、神经系统、皮肤等。受累器官表现为器官肿大、功能障碍。淀粉样变性多发生于40岁以上的男性,女性较少。

病例6-7-1

患者,男性,73岁,声音嘶哑3周。喉镜见双侧声带充血、肥厚,左侧声带前联合可见一较大肿物,随呼吸摆动,表面光滑,声带闭合有间隙;颈部CT见气管上段软组织影隆起突向气管,软组织内可见钙化灶,增强后无明显强化;气管镜检查见声带新生物,气管及隆突新生物(图6-7-1)。

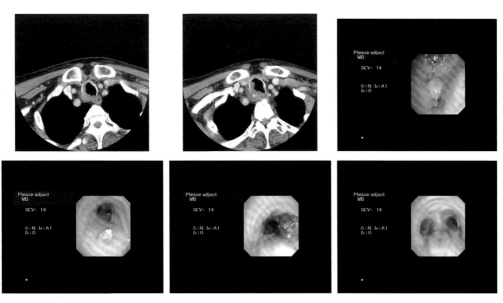

图6-7-1　颈CT及气管镜所见

活检标本ROSE,见大量深染无定形物,其间细胞深染,但无明显异形(图6-7-2)。组织病理报"隆突肿物、主支气管"支气管黏膜,间质淀粉样变性。刚果红染色阳性。

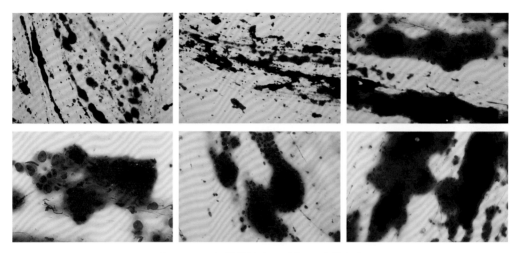

图6-7-2　气管镜检查及现场细胞学涂片

病例6-7-2

患者,女性,76岁,口干眼干7年,发现肺部多发结节进行性增大1年余。

胸CT见双肺多发结节影伴大量钙化,多发肺囊泡,慢性支气管炎伴肺气肿(图6-7-3)。初步诊断为干燥综合征、肺结节待查。

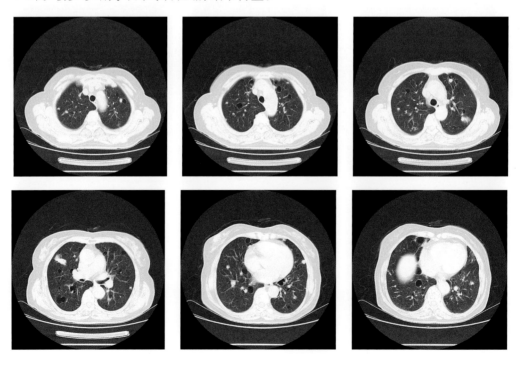

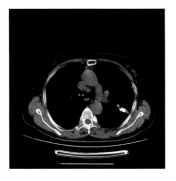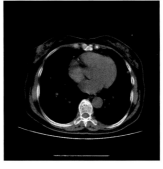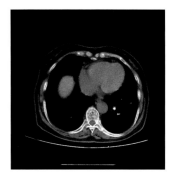

图6-7-3　胸CT

　　CT引导下经皮肺穿刺活检,ROSE见较多蓝染、无细胞、无定形物质,上皮细胞深染,但无明显异形;刚果红染色阳性(图6-7-4)。疑似淀粉样变性。

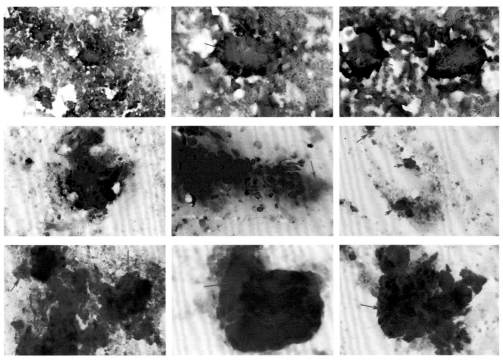

红色箭头示Diff-Quick染色显现的无定形物,应注意与鳞癌鉴别。蓝色箭头示刚果红染色显现的无定形物。最终诊断为淀粉样变性、干燥综合征。

图6-7-4　现场细胞学涂片

　　组织内沉积的无定形物,即淀粉样物,首先由德国学者Sehleiden于1838年发现,1854年著名病理学家Virchow对其进行碘试验或碘—硫酸试验,因其像淀粉一样呈紫蓝色,而被命名为淀粉样物。

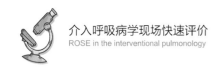

目前已弄清楚的淀粉样蛋白主要有以下几种。

1. 淀粉样轻链蛋白

轻链蛋白由部分或整个免疫球蛋白轻链组成，也可能为两者的混合体。轻链片段可能为N-末端或整个可变区。在轻链中γ链比K链更多见。轻链蛋白见于原发性及骨髓瘤相关型淀粉样变性。

2. 淀粉样A蛋白

淀粉样A蛋白主要见于慢性感染、炎症或肿瘤引起的全身性淀粉样变性。淀粉样A蛋白由76个氨基酸组成，分子质量为8500，由血清淀粉样蛋白A降解而来。血清淀粉样蛋白A为HDL中的一种载脂蛋白，由肝细胞合成并受细胞因子如白介素-1、白介素-6及YNF等的调节。急性反应期SAA的浓度可增高数千倍，但其功能尚不清楚。

3. 甲状腺素视黄质运载蛋白（transthyretin，TTR）

TTR原来称为前白蛋白（prealbumin），是由127个氨基酸组成的单链多肽，几乎全为β-片层结构。TTR主要在肝脏合成，参与甲状腺素和维生素A的转运。TTR本身并不产生淀粉样沉积，但其遗传变异型（通常为单个氨基酸置换）是遗传性淀粉样变性最常见的原因。在急性反应期患者血清中TTR的浓度降低。

4. β-蛋白

β-蛋白亦称为A4蛋白，可于阿尔茨海默病（Alzheimer's disease）、Down综合征及遗传性脑淀粉样血管病等患者。β-蛋白由约40个氨基酸组成，分子质量为4200，其血清淀粉样前体蛋白的基因与家族性早老性痴呆症基因均位于21号染色体的长臂上，但两者并不联锁。关于β-蛋白与早老性痴呆症的神经功能紊乱和损伤之间的关系，还未取得一致意见。但淀粉样前体蛋白突变确可引起早老性痴呆症，而唐氏综合征（21号染色体三倍体）患者于40岁后均有典型早老性痴呆症的表现，这表明淀粉样前体蛋白基因对早老性痴呆症的发病可能有重要作用。

5. β_2-微球蛋白（β_2-M）

β_2-M为第1类主要组织相容性抗原的轻链，由100个氨基酸组成，分子质量为11800，其氨基酸组成及构象与免疫球蛋白的轻链极相似。循环血液中的β_2-M主要来源于免疫细胞和肝细胞，经肾小球滤过后在近曲小管被重吸收并被降解。β_2-M不能通过透析膜，长期做血液透析的患者血浆中β_2-M含量增加，并沉积为淀粉样原纤维。β_2-M对胶原的亲和力大，易沉积于关节等富含胶原的组织中。

6. 多肽激素

在老年人及某些分泌多肽激素的肿瘤患者身上,淀粉样物质常沉积在内分泌器官中。这些局限性的淀粉样物质主要由激素或其前体构成。如甲状腺髓质癌患者的前降钙素、胰岛细胞瘤患者的胰岛淀粉样多肽及老年型心脏淀粉样变性患者的心房排钠利尿肽(atrial natriuretic peptide)等。

此外,最近在遗传性淀粉样变性中还鉴定出几种新的原纤维蛋白,如凝溶胶蛋白、载脂蛋白-A1、溶菌酶及纤维蛋白原等的变异型。

淀粉样物质形成的确切机制尚不明确。一般认为,正常人不断有少量淀粉样物产生,而又不断地被机体的溶解机制所消除,两者达到动态平衡,并不会有淀粉样物在体内沉积。只有当各种原因使淀粉样物产生过多,结构异常或是溶解消除过少,或是两者兼有时才使淀粉样物沉积,淀粉样前体蛋白经不完全降解后,成为易折叠成反向平行的β-片层结构片段,而在家族性淀粉样变性多发性神经病及血液透析相关型淀粉样变性时,完整的未经降解的TTR和β_2-M分子,也可形成淀粉样原纤维。蛋白质的一级结构对其能否形成淀粉样原纤维非常重要,如在遗传性淀粉样变性时,单个氨基酸置换就可使原来不能形成淀粉样物质的野生型分子,变成能产生原纤维的突变型分子。此外,还有一些其他因素对原纤维的沉积过程及分布等有影响,统称为淀粉样促进因子(amyloid enhancing factor,AEF),可能与个体差异有关。

根据病因分为原发性和继发性。按发生部位和范围的差异分为局限性和系统性。系统性淀粉样变性是指在全身各种组织和器官中均有淀粉样蛋白沉积,但有些患者只在局部沉积,其中有些患者可能是系统性淀粉样变性的早期阶段,以后再发展到其他组织或脏器的淀粉样蛋白沉积。此病多发生于40岁以上的人群,临床表现极不均一,与疾病类型、淀粉样蛋白沉积的部位、淀粉样蛋白特性和器官受累程度有关。声带淀粉样蛋白沉积可引起声嘶,咽部淀粉样蛋白沉积可引起吞咽不畅,气管阻塞。声带和咽部组织脆,轻度损伤即可导致出血。淀粉样蛋白在肺部广泛沉积而引起气体弥散障碍,活动时呼吸困难。胸膜淀粉样变性可引起胸腔积液,甚至呈顽固性,也是引起呼吸困难的因素。除了淀粉样蛋白在肺部弥漫性浸润外,也可呈结节样病变。在X线片上表现为肺纹理增多增粗,散在肺部结节状阴影,肺门淋巴结肿大。有的患者只有肺部淀粉样蛋白沉积而无系统性淀粉样变性。

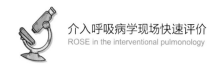

第八节　免疫治疗相关肺损伤的细胞学表现

病例6-8-1

　　患者,男性,66岁,发热伴咳嗽咳痰14天。既往梨状窝鳞癌史,肺、肺门淋巴结及纵隔转移。化疗5次,特瑞普利免疫治疗4次。免疫治疗后咳嗽发热,胸CT示右下肺前基底段磨玻璃影,边界不清,右肺上叶、中叶及两下叶可见条索状密度增高影,边缘不清,右肺中叶不张,右肺门及纵隔淋巴结肿大(图4-9-14)。

　　气管镜检查见右中叶管口黏膜充血,管腔充满白色分泌物,吸净分泌物后于右中叶外侧段探及低密度灶(图6-8-1)。

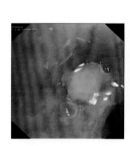
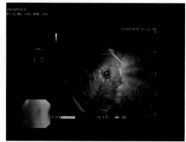
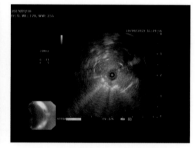

图6-8-1　气管镜检查

　　于右中叶外侧段行TBLB,ROSE见上皮细胞反应性改变,大量淋巴细胞,浆细胞及组织细胞、少量中性粒细胞(图6-8-2)。疑免疫治疗相关性肺炎。纵隔淋巴结TBNA喷片见异形细胞(图4-9-15)。

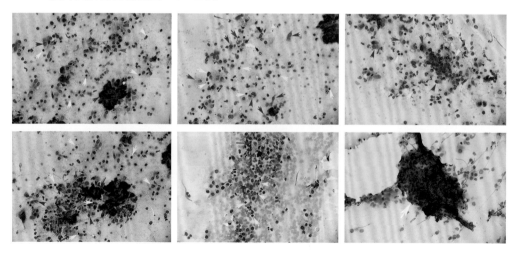

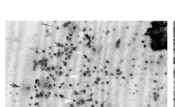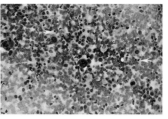

以淋巴细胞浸润为主，伴上皮细胞反应性改变。红色箭头示上皮细胞，蓝箭头示组织巨噬细胞，黄色箭头示淋巴细胞，绿色箭头示中性粒细胞，白色箭头示坏死肉芽肿，粉色箭头示嗜酸性粒细胞，浅蓝色箭头示浆细胞。组织病理报右中叶外侧段TBLB肺泡上皮增生，肺泡腔内见成纤维细胞栓，呈机化性肺炎改变-部分肺泡间隔增宽，间质胶原化，间质组织细胞、浆细胞灶状浸润，部分血管玻璃样变。

图6-8-2　现场细胞学涂片

第九节　结节病的细胞学表现

结节病是病因不明的肉芽肿性疾病，可累及多个系统，主要见于中青年人，尤其是女性。肺及肺门淋巴结是结节病最结节病常见的靶器官。

1. 大体与组织所见

起初肺表现为淋巴细胞性间质性肺炎，之后形成非化脓性肉芽肿。后者可见于支气管、细支气管黏膜下及肺门淋巴结。肉芽肿可以分离或相互融合，呈非化脓性，由细长核的类上皮细胞和郎格罕氏多核巨噬细胞组成。多核巨噬细胞的胞浆致密，胞浆内缺乏胞吞的碎片，核位于外周或聚集于一极。多核巨噬细胞有时含星状体或舒曼小体等包涵体，无干酪坏死，抗酸染色呈阴性。

2. 细胞病理学所见

在痰和支气管镜标本中，结节病的细胞学特点较少被发现。典型细胞学特点包括多核巨噬细胞及类上皮细胞聚集，背景干净，无坏死和细胞碎片。巨噬细胞体积大，直径为$50\sim500\mu m$，呈圆形、卵圆形或细长，包含致密的嗜青色胞浆，细胞边界清或不清。经常黏附并聚集于痰黏液条内。胞核数量不一，可多达200个，可随机分布于胞浆内或聚集于一极或沿边缘分布。胞浆内不含胞吞的残渣，有时含星状体或舒曼小体。类上皮细胞呈圆形、卵圆形、多边形或纺锤形，可单个或聚集成团，胞浆浅淡或致密深染，核形不一，可呈卵圆形、椭圆形、细长形、弯曲状、胡萝卜形、回力镖形或肾形，有些核呈足迹样的多凹形。核在胞浆内的位置多变正是类上皮细胞的特点。淋巴细胞可能大量出现，尤其是在BALF中。事实上，BALF中炎性细胞的分类数目可

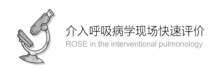

用于结节病的诊断,且可据此判断治疗的反应。结节病的BALF中淋巴细胞计数与中性粒细胞计数的比例升高。CD_4^+、CD_4^+/CD_8^+淋巴细胞比值增高,提示病变活动。结节病的标本更有可能见于针吸标本中,尤其是经支气管淋巴结穿刺针吸活检标本,而非痰或BALF标本。

3. 鉴别诊断

结节病应与其他肉芽肿性疾病相鉴别,如结核病、慢性感染性疾病。结节病的诊断是排除性诊断,须行特殊染色,排查可致肉芽肿改变的其他病因,如抗酸菌、真菌和其他微生物。

病例6-9-1

患者,男性,48岁,发现肺部结节4月余。胸CT见两肺弥漫云絮状、粟粒状密度增高影,伴两下肺间质改变,纵隔及两肺门多发淋巴结肿大(图6-9-1)。

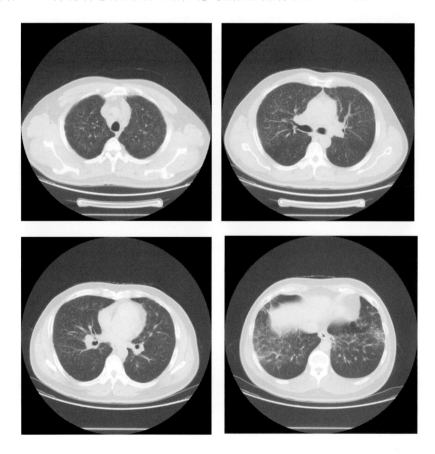

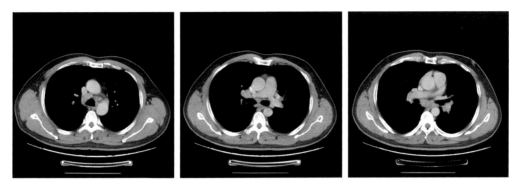

图6-9-1　胸CT

气管镜常规检查,镜下未见明显异常。CP-EBUS见4R、7组淋巴结低回声。TBNA标本喷片,ROSE见大量肉芽肿样病变,部分坏死(图6-9-2)。结节病或结核可能。

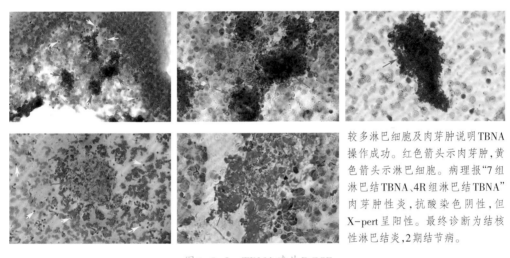

较多淋巴细胞及肉芽肿说明TBNA操作成功。红色箭头示肉芽肿,黄色箭头示淋巴细胞。病理报"7组淋巴结TBNA、4R组淋巴结TBNA"肉芽肿性炎,抗酸染色阴性,但X-pert呈阳性。最终诊断为结核性淋巴结炎,2期结节病。

图6-9-2　TBNA喷片ROSE

病例6-9-2

患者,女性,54岁,1年前因发热3周,发现肺占位10天就诊,诊断为肺结节病,曾口服激素后好转而停药。此次拟复查。胸CT见两侧肺门及纵隔淋巴结多发肿大,两肺多发结节灶,双肺支气管壁弥漫增厚伴粟粒样结节灶(图6-9-3)。

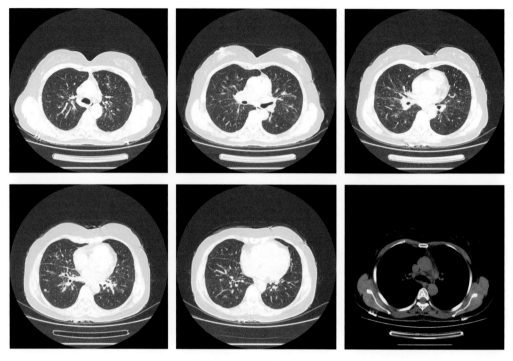

图6-9-3 胸CT

气管镜常规检查,见左主支气管及右下叶基底段开口黏膜结节隆起,分别行黏膜活检,ROSE见较多淋巴细胞、类上皮细胞、肉芽肿伴部分坏死(图6-9-4)。

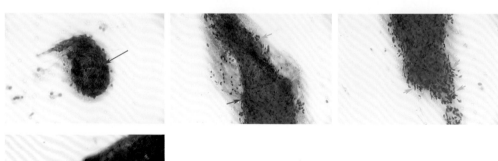

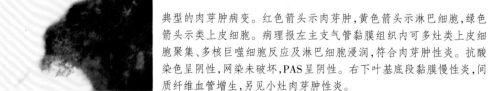

典型的肉芽肿病变。红色箭头示肉芽肿,黄色箭头示淋巴细胞,绿色箭头示类上皮细胞。病理报左主支气管黏膜组织内可多灶类上皮细胞聚集、多核巨噬细胞反应及淋巴细胞浸润,符合肉芽肿性炎。抗酸染色呈阴性,网染未破坏,PAS呈阴性。右下叶基底段黏膜慢性炎,间质纤维血管增生,另见小灶肉芽肿性炎。

图6-9-4 黏膜活检涂片细胞学

CP-EBUS引导下行4R组淋巴结TBNA,ROSE见大量淋巴细胞,提示穿刺淋巴结成功,部分淋巴细胞聚集成团或坏死,未见异形细胞(图6-9-5)。

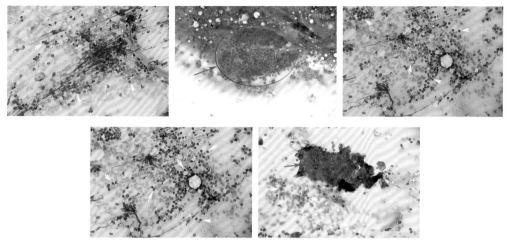

淋巴细胞部分坏死,部分聚集成团。一般地淋巴结很少形成典型的类上皮细胞构成的肉芽肿。即使形成类上皮细胞,通常细胞数量较少且较稀疏。更多见的是淋巴细胞聚集成团,坏死伴纤维结缔组织增生,形成不典型的肉芽肿样病变。此例淋巴结标本提示肉芽肿病变的初期改变可能。红色箭头示肉芽肿,黄色箭头示淋巴细胞。最终临床诊断为2期结节病。

图6-9-5　TBNA喷片细胞学

第十节　肺泡蛋白沉积症的细胞学表现

肺泡蛋白沉积症(pulmonary alveolar proteinosis,PAP)是非常见病,肺泡内充填富含脂质的蛋白样物质,这些蛋白PAS阳性、不被淀粉酶水解。发病可能与暴露粉尘或有毒化学物质、肺感染、免疫缺陷、血液病或化疗有关。也可发生于新生儿。临床通常表现为进行性加重的呼吸困难、低热、干咳、咯血和胸痛。胸部影像可见广泛细羽毛状或模糊的双侧结节样渗出影。

1. 大体与组织学所见

肺变重、实。白色牛奶样液体从切缘渗出,显示多个质硬黄或灰白色结节,直径从数微米至2cm不等。最显著的组织学特点是肺泡扩张充填嗜酸性松软结节样无细胞物。肺泡保持完整。肺泡内物质PAS呈阳性,淀粉酶不溶解,无黏液,富含脂质。油红O染呈阳性,偶尔含胆固醇结晶。外周肺泡显示上皮细胞增生。

2. 细胞病理学所见

支气管肺泡灌洗既是诊断方法也是治疗方法。BALF有特征性的大体、细胞学、组织化学及超微结构特点,可据此确诊。

BALF大体上呈不透明的、乳白色或灰色,含结节状白色沉淀。涂片可见散在的细胞、松软的或无定形结节状碎屑,包含一些单核细胞。这些单核细胞可能是肺泡组织细胞,可单个或聚集出现。罕见肺泡上皮细胞的组织碎片。无定形物Papanicolaou染色呈嗜酸或嗜青色。在富含颗粒的背景中可见大小不一的致密嗜酸性小球。可见胆固醇结晶。在电镜下观察,BALF沉淀的无定形物中含有大量多层板状小体。

3. 鉴别诊断

在Papanicolaou染色中所见的嗜酸性无细胞物应与多种疾病相鉴别。如肺孢子菌肺炎、肺淀粉样变性和囊性红细胞聚集所形成的肺泡铸形。

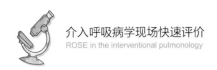
病例6-10-1

患者,女性,68岁,反复咳嗽咳痰1年余,加重伴乏力气促2月余。1年前外院曾诊断未分化型结缔组织病、间质性肺病、抗磷脂抗体综合征,长期口服美卓乐片等药后病情好转。2个月前症状加重伴气促,胸CT示双肺间质性肺病较前加重。应用免疫抑制剂无明显效果,胸CT示双肺弥漫性渗出影伴间质改变,以双上叶较显著。右肺上叶有一小空洞,内壁光滑,无液平(图6-10-1)。

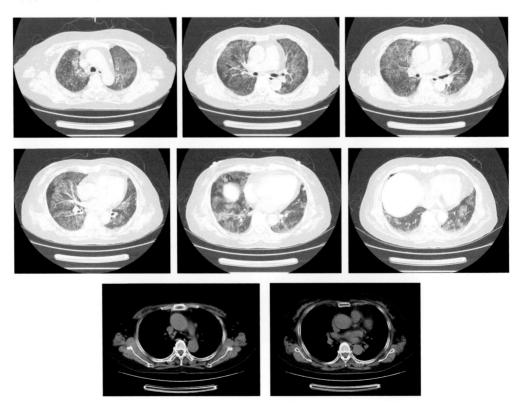

图6-10-1　胸CT

气管镜常规检查未见异常。行肺泡灌洗,BALF呈混浊乳白色。毛刷涂片见背景呈嗜酸性,见无定形絮状物,含大量颗粒状碎屑物质。在嗜酸性背景中可见大小不等的嗜酸性致密小球。数个多核巨噬细胞,胞浆内含嗜酸性小泡,部分上皮细胞反应性改变(图6-10-2)。

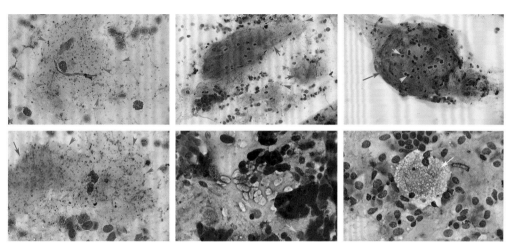

肺泡灌洗后刷检,刷出物含有BALF成分。红色箭头示碎屑样颗粒,深蓝色箭头示无定形物,绿色箭头示嗜酸性致密球,浅蓝色箭头示单核细胞,黄色箭头示多核巨噬细胞。病理报BALF液基涂片见散在组织细胞、支气管黏膜细胞及絮状物质,消化多糖类物质后行PAS染色,絮状物质呈阳性。修正诊断为PAP。

图6-10-2　支气管刷检涂片

第十一节　慢性非特异性炎症的细胞学表现

慢性非特异性炎症并非一个独立的疾病,而是一种病变状态。可继发于感染性疾病或非感染性疾病,原发疾病虽已经基本结束,但非特异性炎症反应迁延,炎性渗出物吸收不良或少许机化,细胞反应性改变持续存在。之后,大部分病例的炎症反应逐渐缓解,或完全吸收,或残留少许纤维增殖灶。临床诊断的困难在于排除其他疾病。

病例6-11-1

患者,男性,83岁,咳嗽、咳痰伴头晕、乏力1周。胸CT见支气管炎伴两肺多发感染,以左下肺为著(图6-11-1)。

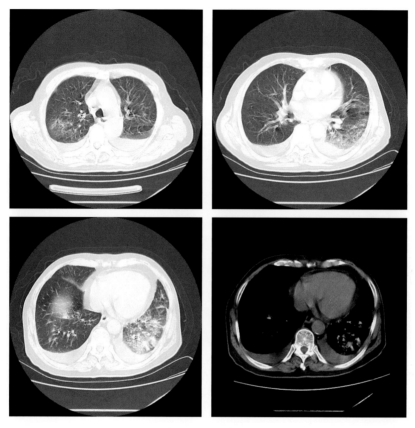

图6-11-1　胸CT

气管镜常规检查示见异常,RP-EBUS见左下叶后基底段C亚段内低回声区。TBLB标本ROSE见上皮细胞较多坏死,少许肉芽肿样改变,巨噬细胞增多,未见中性粒细胞或异形细胞(图6-11-2)。提示慢性炎症反应吸收、机化状态。

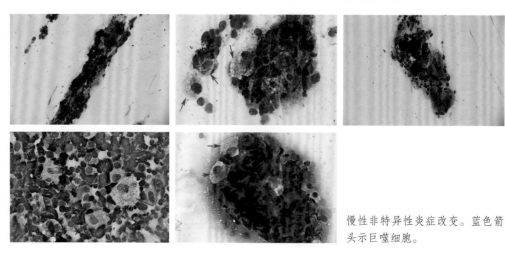

慢性非特异性炎症改变。蓝色箭头示巨噬细胞。

图6-11-2　现场细胞学涂片

第十二节　ROSE在非肿瘤非感染性疾病中的应用价值

非肿瘤非感染性疾病中许多疾病的病因和发病机制尚未完全明确,病理改变也往往缺乏特异性,即使是同一种疾病,在不同的病程阶段,不同的取材部位,其表现可能大相径庭。很多非肿瘤非感染性疾病缺乏诊断的金标准。实践中的诊断标准常包含临床症状、体征、实验室检验、影像变化及病理改变,即Clinic-Radiology-Pathology(CRP)。ROSE充其量是管窥其一。在ROSE判读时,应充分认识到这一点,充分结合临床信息是十分重要的。ROSE在非肿瘤非感染性疾病的介入诊治中发挥着一定作用。

一、帮助活检取材

ROSE可以辅助判断标本是否为病变组织,虽然不能直接确认,但是异常的细胞学表现仍可提示活检成功。鉴于非肿瘤非感染性疾病的病变多样性与不均一性,建议多处取材,以"拼凑"疾病的全貌。

二、协助鉴别诊断

细胞学表现可以提示某些诊断可能,而排除其他某些疾病,即聚类分析缩窄鉴别诊断的范围。如细胞学表现以大量中性粒细胞为主,可见于感染、Sweet's综合征,而罕见于机化性肺炎或过敏性肺炎等;缺乏中性粒细胞则提示普通细菌感染的可能性微乎其微。

三、判断病理状态

疾病的不同阶段可以有不同的病理状态。大量粒细胞的出现或上皮细胞显著的反应性改变,提示疾病处于"激化期"。涂片中见较多坏死、淋巴细胞或多核巨噬细胞提示亚急性期,而大量纤维母细胞或致密的肉芽肿的出现则提示慢性期。

四、指导治疗

基于不同的病理状态可以快速指导临床治疗。在间质性肺病患者中,出现大量淋巴细胞、反应性改变的上皮细胞或炎性渗出,提示糖皮质激素可能有效,而大量纤

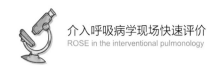
维母细胞则提示纤维化为主的阶段,免疫抑制剂或糖皮质激素可能无效。大量泡沫样巨噬细胞提示病变处于吸收状态,预示该处病变可能将消散,适时停止治疗可能是明智之举。上皮细胞显著的反应性改变提示此处组织细胞处于恶劣的炎症环境,积极治疗原发病或适量使用糖皮质激素可能有益。

综上,ROSE在非肿瘤非感染性疾病的介入诊治中是有用武之地的,这些作用的发挥取决于内镜医师或临床医师对ROSE的充分认识和积极应用。

缩略词表

英文简称	英文全称	中文全称
ABPA	allergic bronchopulmonary aspergillosis	过敏性支气管肺曲霉菌病
ADA	adenosine deaminase	腺苷脱氨酶
AEF	amyloid enhancing factor	淀粉样促进因子
ANCA	anti-neutrophil cytoplasmic antibodies	抗中性粒细胞胞浆抗体
APUD	amine precursor uptake and decarboxylation	胺前体摄取和脱羧基
BALF	bronchoalveolar lavage fluid	支气管肺泡灌洗液
BALT	bronchial-associated lymphoid tissue	支气管相关淋巴样组织
CCD	charge-coupled device	电荷耦合元件
CEP	chronic eosinophilic pneumonia	慢性嗜酸性粒细胞性肺炎
CP-EBUS	convex probe endobronchial ultrasound	球形探头呼吸道内超声
DAD	diffuse alveolar damage	弥漫性肺泡损伤
EGPA	eosinophilic granulomatosis with polyangiitis	嗜酸性肉芽肿性血管炎
GMS	grocott methenamine silver	六胺银染色法
GPA	granulomatosis with polyangiitis	肉芽肿性血管炎
HP	hypersensitivity pemcmonitis	过敏性肺炎
MALT	mucosa-associated lymphoid tissue	黏膜相关淋巴样组织
NGS	next generation sequencing	第二代测序
NSIP	nonspecific interstitial pneumonia	非特异性间质性肺炎
NTM	nontuberculous mycobacteria，	非结核分枝杆菌
PAS reaction	periodic acid Schiff reaction	过碘酸希夫反应
PPAS	primary pulmonary artery sarcoma	肺动脉肉瘤
ROSE	rapid on-site evaluation	现场快速评价
RP-EBUS	radial probe endobronchial ultrasound	径向探头支气管内超声
TBLB	transbronchial lung biopsy	经支气管肺活检
TBNA	transbronchial needle aspiration	经呼吸道针吸活检
Th4	helper T cell 4	辅助T细胞4
TTR	transthyretin	甲状腺素视黄质运载蛋白
UIP	usual interstitial pneumonia	寻常型间质性肺病
WG	Wegener's Granulomatosis	韦格纳肉芽肿

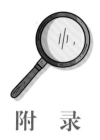

附　录

快速现场评价（ROSE）细胞分类计数初步评估报告

姓名：　　　　性别：男□/女□　科室：　　　　床号：　　　　住院号：

送检标本为：现场脱落细胞

制片方式：印片或 TCT 制片＿＿次，共制得玻片＿＿张。迪夫（Diff-Quick）染色＿＿张，真菌荧光染色＿＿张，抗酸荧光染色＿＿张。

　　1. 代表性图片1　　　　　　　　2. 代表性图片2

　　评价印象：（鼠标点□，打✓使□变为☑或在报告中仅留下有意义内容，可复选，尽量选齐。）

　　一、ROSE制片中可能存在较多下列细胞类型和/或细胞状态（现场评价无免疫细胞化学佐证，仅为近似形态学识别）：

　　固有细胞：1□纤毛细胞 Ci；2□杯状细胞 Go；3□刷细胞（含无毛单纯小梭形上皮细胞）Br；4□基底细胞 Ba；5□神经内分泌细胞 K；6□Ⅱ型肺泡上皮细胞 Al2；7□Ⅰ型肺泡上皮细胞 Al1；8□纤维细胞 Fi；9□纤维母细胞 Fb；10□腺体细胞 Gl；11□肌细胞 My；12□远端气管上皮细胞 F；

　　成分细胞：1□红细胞 Er；2□中性粒细胞 Ne；3□嗜酸性粒细胞 Eo；4□嗜碱性粒细胞 Bp；5□淋巴细胞 Ly；6□浆细胞 Pl；7□单核细胞 Mo；8□巨噬细胞 Ma；9□组织细胞 Hi；10□类上皮细胞 Ei；11□多核巨噬细胞 Gi；12□肥大细胞 Mc；13□间皮细胞 Me；

　　细胞状态：1□黏液 Mu；2□坏死 Nr；

　　外来细胞：1□可疑核异质细胞 Tc；2□较多可疑淋巴细胞 Ly（可用于 TBNA）。

二、据ROSE制片中可能存在的细胞所进行的聚类推测：

1□必要时可再取材；2□"炎症改变"；3□大致正常/轻度非特异性炎症反应；4□可能化脓性感染；5□可能符合病毒感染/可能符合支原体感染；6□可能肉芽肿性炎；7□可能符合机化：8□可能符合纤维化(纤维母细胞为主□/或纤维细胞为主□)；9□淋巴细胞为主的炎症反应；10□嗜酸性粒细胞为主的炎症反应；11□可能有增殖/修复性炎症反应；12□可能为病原，某种表现或外来物(但不确定，由临床做判断)；13□坏死性"炎症改变"；14□可能为组织内(如淋巴结内)应有成分(可用于TBNA)。

本评价采用迪夫(Diff-Quick)染色，目的是：(1)监测采集标本的准确性，提高诊断率，保护患者安全；(2)为临床及时治疗患者提供可能存在的快速病原学参考；(3)提供细胞分类与计数信息；(4)本评价仅针对本制片，仅供临床医师参考，不是组织病理学检查，不能作为病理学报告使用；(5)由于细胞学制片褪色较快，故不提供玻片保存与外借服务。

送检日期：　　　年　　月　　日

检验师：　　　　(手签)/校验者：　　　　(手签)

(本报告模板由天津医科大学总医院呼吸与危重症医学科冯靖教授提供，引用时稍有改动)

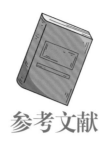

参考文献

［1］ Xia H, Bodempudi V, Benyumov A, et al. Identification of a Cell-of-Origin for Fibroblasts Comprising the Fibrotic Reticulum in Idiopathic Pulmonary Fibrosis. Am J Pathol. 2014, 184(5): 1369-1383.

［2］ Habiel DM, Hogaboam CM. Heterogeneity of Fibroblasts and Myofibroblasts in Pulmonary Fibrosis. Curr Pathobiol Rep. 2017, 5(2): 101-110.

［3］ McDonald LT, Mehrotra M, LaRue AC. Hematopoietic Origin of Murine Lung Fibroblasts. Stem Cells Int. 2015. http://dx.doi.org/10.1155/2015/159713.

［4］ Jenna Green, Endale M, Auer H, et al. Diversity of Interstitial Lung Fibroblasts Is Regulated by Platelet-Derived Growth Factor Receptor a Kinase Activity. Am J Respir Cell Mol Biol. 2016, 54(4): 532-545.

［5］ Pagan AJ, Ramakrishnan L. The Formation and Function of Granulomas. Annu. Rev. Immunol. 2018,36:23.1-23.27.

［6］ Deepali Jain, Allen TC, Aisner DL, et al. Rapid On-Site Evaluation of Endobronchial Ultrasound - Guided Transbronchial Needle Aspirations for the Diagnosis of Lung Cancer: A Perspective From Members of the Pulmonary Pathology Society. Arch Pathol Lab Med. 2017.doi: 10.5858/arpa. 2017-0114-SA.

［7］ Alsharif M, Andrade RS, Groth SS, et al. Endobronchial Ultrasound Guided Transbronchial Fine Needle Aspiration: the University of Minnesota Experience, with Emphasis on Usefulness, Adequacy Assessment, and Diagnostic Difficulties. Am J Clin Pathol. 2008, 130(3): 434-443.

［8］ Nayak A, Sugrue C, Koenig S, et al. Endobronchial Ultrasound-Guided Transbronchial Needle Aspirate (EBUS-TBNA): a Proposal for On-Site Adequacy Criteria. Diagn

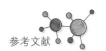
Cytopathol. 2012, 40（2）: 128−137.

［9］ Jeffus SK, Joiner AK, Siegel ER, et al. Rapid on−site Evaluation of EBUS−TBNA Specimens of Lymph Nodes: Comparative Analysis and Recommendations for Standardization. Cancer Cytopathol. 2015, 123（6）: 362−372.

［10］ Field AS and Geddie WR. Role of Fine Needle Aspiration Biopsy Cytology in the Diagnosis of Infections. Diagn.Cytopathol. 2016, 44: 1024−1038.

［11］ Ranjan R, Jain D, Jain L, et al. Differentiation of Histoplasma and Cryptococcus in Cytology Smears: a Diagnostic Dilemma in Severely Necrotic Cases. Cytopathol. 2014. DOI:10.1111/cyt.12180.

［12］ 刘庆华,Ko−Pen Wang. 快速现场评估在经支气管针吸活检中的应用进展及存在的问题. 中华结核和呼吸杂志. 2015,38（7）:549−551.

［13］ 冯靖,金旭如,白冲等. 诊断性介入肺脏病学快速现场评价临床实施指南. 天津医药. 2017,45（4）:441−448.

［14］ Baldassarri RJ, Kumar D, Baldassarri D, et al. Diagnosis of Infectious Diseases in the Lower Respiratory Tract: A Cytopathologist's Perspective. Arch Pathol Lab Med. 2018. doi: 10.5858/arpa.2017−0573−RA.

［15］ Allison DB, Simner PJ, Ali SZ, et al. Identification of Infectious Organisms in Cytopathology: A Review of Ancillary Diagnostic Techniques. Cancer Cytopathol. 2018, 126: 643−653.

［16］ Valentina Natella, Cozzolino I, Fernandez LVS, et al. Lymph Node Fine Needle Cytology in the Diagnosis of Infectious Diseases: Clinical Settings. Le Infezioni in Medicina. 2012. Suppl. 3: 12−15.

［17］ Sharma S, Gupta P, Gupta N, et al. Pulmonary Infections in Immunocompromised Patients: the Role of Image−Guided Fine Needle Aspiration Cytology. Cytopathol. 2016. DOI:10.1111/cyt.12359

［18］ Kung VL, Chernock RD, Burnham CAD. Diagnostic Accuracy of Fungal Identification in Histopathology and Cytopathology Specimens. Eur J Clin Microbiol Infect Dis. 2017. https://doi.org/10.1007/s10096−017−3116−3.

［19］ Kaur G, Dhamija A, Augustine J, et al. Can cytomorphology of granulomas distinguish sarcoidosis from tuberculosis? Retrospective study of endobronchial ultrasound

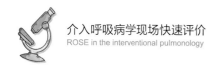

guided transbronchial needle aspirate of 49 granulomatous lymph nodes. CytoJournal. 2013,10:19.

[20] Chatterjee D, Dey P. Tuberculosis Revisited: Cytological Perspective. Diagn Cytopathol. 2014,42:993-1001.

[21] Sun DK, An XY, Ji B. TRIM34 Facilitates the Formation of Multinucleated Giant Cells by Enhancing Cell Fusion and Phagocytosis in Epithelial Cells. Exp Cell Research.2019,384:111594. https://doi.org/10.1016/j.yexcr.2019.111594.

[22] Alam M, Burki NK. Chronic Eosinophilic Pneumonia: A Review. South Med J. 2007, 100(1): 49-53.

[23] Huo Z, Feng R, Tian XL, et al. Clinicopathological Findings of Focal Organizing Pneumonia: a Retrospective Study of 37 Cases. Int J Clin Exp Pathol. 2015, 8(1): 511-516.

[24] El- Kareem DA, Akl YM, Nakhla GA, et al. Clinico- Pathologic Presentation of Hypersensitivity Pneumonitis in Egyptian Patients: a Multidisciplinary Study. Multidiscip Resp Med. 2017,12:10. DOI 10.1186/s40248-017-0091-6.

[25] Anderson JM, Rodriguez A, Chang DT. Foreign Body Reaction to Biomaterials. Semin Immunol. 2008, 20(2): 86-100.

[26] VanderLaan PA, Wang HH, Majid A, et al. Endobronchial Ultrasound- Guided Transbronchial Needle Aspiration (EBUS-TBNA): An Overview and Update for the Cytopathologist. Cancer Cytopathol. 2014, 122: 561-576.

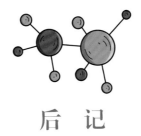

后　记

ROSE极大地助力了介入操作和临床诊治。ROSE可快速判断活检标本的质量，协助快速判断诊断方向，缩窄鉴别范围，基于ROSE选择检查项目判断标本量是否足够。将细胞学信息反馈给临床医师，结合病史、实验室检查结果及CT影像等其他临床信息对于临床决策是至关重要的。在必要时，临床医师可据此先发治疗。

但是，我们应该认识到，疾病是一个不断演变的连续过程，同一个疾病在不同的病变阶段活检取材，细胞学表现可能大相径庭。判读时不但要识别典型的病变特征，也要辨认不甚典型的形态。在原发的特异性病灶的周边，常见非特异的炎症反应性改变。与病理科或其他实验室检查一样，ROSE判读也是基于送检标本，精准活检是ROSE精准判断的前提条件。同一患者的不同活检位置，甚至"同一部位"活检的多份标本，其ROSE结论可能完全不同。因为在原发病变的基础上可能合并或继发其他疾病，如肿瘤继发感染、细菌合并真菌感染。此外，ROSE也是匆忙地现场评判，有时甚至是草率地评判。临床上的复杂情况给ROSE判读造成了严峻挑战。

为充分发挥ROSE的作用，如下观点可供参考。

1. 读片前，ROSE操作者应事先了解患者病史及其他临床资料，初步判断恶性疾病或感染性病变可能。

2. 现场评价前对影像资料的分析、ROSE判读经验、直接涂片技巧及用于特染或其他检测的标本的处理都至关重要。同样地，活检所得标本也须要进行正确处理。

3. 实践中，ROSE判读受操作者的经验、制片与染色技术及读片水平的影响。

4. 显微镜下读片应该全片阅览，充分结合临床信息，连续多片综合研判。这将有助于避免误判或漏判。

5. 介入操作者在活检前研读病历资料及CT影像，做好完备计划。

6. 介入活检操作者与ROSE操作者应双向实时交流，并根据ROSE所见灵活快速

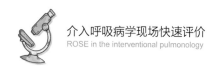
调整活检策略。

7. 临床医师可根据细胞学信息结合病史、内镜下大体所见及活检部位,及时修整诊疗方案。

8. 操作者应做好相应防护措施,如穿戴手术衣帽、防护眼镜等。

9. ROSE是基于细胞学涂片的现场快速评判,观察的是复杂的疾病改变的一个侧面。ROSE医师应心怀敬畏,审慎判读,结论采用"符合"或"倾向于"等字眼,而非采用诊断用语。

10. 鉴于目前国内大多数医院的ROSE操作者是呼吸临床医师,不宜出具正式的书面报告。如果确有必要或是有条件的医院,推荐采用附录ROSE报告模板。

图书在版编目（CIP）数据

介入呼吸病学现场快速评价 / 金伟中主编. — 杭州：
浙江大学出版社, 2021.1（2021.10重印）
ISBN 978-7-308-19896-7

Ⅰ.①介… Ⅱ.①金… Ⅲ.①呼吸系统疾病－内窥
镜－介入性治疗 Ⅳ.①R560.5

中国版本图书馆CIP数据核字（2020）第217179号

介入呼吸病学现场快速评价

金伟中　主编

责任编辑	殷晓彤
责任校对	潘晶晶
封面设计	周　灵
排　　版	杭州兴邦电子印务有限公司
出版发行	浙江大学出版社
	（杭州市天目山路148号　邮政编码310007）
	（网址：http://www.zjupress.com）
印　　刷	浙江省邮电印刷股份有限公司
开　　本	787mm×1092mm　1/16
印　　张	17.75
字　　数	326千
版印次	2021年1月第1版　2021年10月第2次印刷
书　　号	ISBN 978-7-308-19896-7
定　　价	198.00元